Moderne Praxis der analgetischen Lokaltherapie

UNI-MED

UNI-MED Verlag AG
Bremen - London - Boston

Prof. Dr. med. Christian Maihöfner
Klinik für Neurologie
Klinikum Fürth
Jakob-Henle-Str. 1
90766 Fürth

Maihöfner, Christian:
Moderne Praxis der analgetischen Lokaltherapie/Christian Maihöfner.-
2. Auflage - Bremen: UNI-MED, 2021
(UNI-MED SCIENCE)
ISBN 978-3-8374-1597-1

Printed in Europe

UNI-MED. Die beste Medizin.

In der Reihe UNI-MED SCIENCE werden aktuelle Forschungsergebnisse zur Diagnostik und Therapie wichtiger Erkrankungen "state of the art" dargestellt. Die Publikationen zeichnen sich durch höchste wissenschaftliche Kompetenz und anspruchsvolle Präsentation aus. Die Autoren sind Meinungsbildner auf ihren Fachgebieten.

Der Verlag dankt der Firma Grünenthal GmbH für die Unterstützung der Produktion dieser Auflage. Der Verlag versichert, dass der Industriepartner keinerlei Einflussnahme auf den Inhalt des Buches, insbesondere auch nicht auf Therapieempfehlungen, nehmen konnte.

Vorwort und Danksagung zur 1. Auflage

Chronische Schmerzen stellen eine große therapeutische Herausforderung dar. Epidemiologische Studien zeigen, dass ca. 15% der Bevölkerung an chronischen Schmerzen leiden. Neuropathische Schmerzen haben dabei eine Prävalenz von rund 5-7%. In den letzten Jahren gelang erfreulicherweise die Charakterisierung von vielen neurobiologischen Schlüsselprozessen, die bei der Chronifizierung von Schmerzen eine Rolle spielen. Daraus haben sich erste Mechanismen-basierte Therapieansätze entwickelt.

Die moderne analgetische Lokaltherapie ist dabei eine wichtige und folgerichtige Entwicklung dieses erweiterten Verständnisses. Durch die lokale Anwendung kann man direkt am Ort der pathophysiologischen Vorgänge intervenieren. Systemische Nebenwirkungen und Arzneimittelinteraktionen werden weitgehend vermieden.

In den letzten Jahren haben sich auf dem Gebiet der analgetischen Lokaltherapie neue und innovative Therapiekonzepte entwickelt, die wir Ihnen in diesem Buch näher vorstellen möchten. Bei richtiger Indikation werden sie eine große Bereicherung im Alltag eines Schmerzmediziners darstellen.

Das Konzept für dieses Buch habe ich auf der Schmerzwoche der Deutschen Schmerzgesellschaft in Mayrhofen entwickelt. Im wunderschönen Zillertal konnte ich im kollegialen Austausch mit vielen Schmerzmedizinern mehr über die Erwartungen erfahren, die an ein Buch über die moderne analgetische Lokaltherapie aus der Praxis heraus gestellt werden. Vielen Dank an dieser Stelle an die Teilnehmer und Mitwirkenden, der Besuch der Schmerzwoche ist für mich stets eine große Inspiration für meine klinische Tätigkeit.

An dieser Stelle gilt mein Dank ebenfalls meinen Koautoren für die sehr angenehme und kompetente Zusammenarbeit und dem UNI-MED Verlag für die Möglichkeit, dieses Buch zu erstellen.

Schlussendlich möchte ich mich herzlich bei meiner Familie bedanken, die in den Herbstferien 2015 auf mich wegen der Fertigstellung des Buches weitgehend verzichten musste.

Ich wünsche Ihnen eine inspirierende Lektüre und viel Erfolg bei der Umsetzung der Informationen in Ihre Patientenbehandlung!

Fürth und Mayrhofen, im Januar 2016 — *Christian Maihöfner*

Für Elli und Kilian

Vorwort und Danksagung zur 2. Auflage

Mit großer Freude dürfen wir Ihnen nun die zweite und aktualisierte Auflage des Buches "Moderne Praxis der analgetischen Lokaltherapie" präsentieren, nachdem die erste Auflage im Jahr 2016 publiziert worden ist. Seit der letzten Auflage gab es weitere spannende Entwicklungen auf diesem Gebiet. Für die praktische Anwendung haben wir zahlreiche Rezepte aufgenommen, die beschreiben wie einzelne Cremes hergestellt werden können. Mit Hilfe des UNI-MED Verlages ist es uns gelungen, eine hervorragende Neuauflage mit ansprechendem Layout und instruktiven Abbildungen bzw. Tabellen zu präsentieren.

An dieser Stelle möchte ich mich bei Ihnen für die zahlreichen positiven Rückmeldungen über das Buch bedanken. Offensichtlich liefert das Buch vielen Kolleginnen und Kollegen eine wichtige Orientierungshilfe bei der Anwendung topischer Analgetika im klinischen Alltag.

Ich hoffe sehr, dass auch diese neue Auflage bei Ihnen Interesse und bereichernde Lektüre hervorrufen wird. Bedanken darf ich mich bei allen Koautoren, die wiederum in hervorragender Weise ihre Kapitel auf den neuesten Stand gebracht haben.

Fürth, im November 2020 *Christian Maihöfner*

Für Elli und Kilian

Autoren

Priv.-Doz. Dr. med. Charly Gaul
Migräneklinik Königstein
Ölmühlweg 31
61462 Königstein im Taunus

Kap. 3., 6.

Priv.-Doz. Dr. med. Kai-Uwe Kern
Institut für Schmerzmedizin / Schmerzpraxis Wiesbaden
Sonnenberger Straße 68
65193 Wiesbaden

Kap. 5., 7.

Prof. Dr. med. Christian Maihöfner
Klinik für Neurologie
Klinikum Fürth
Jakob-Henle-Str. 1
90766 Fürth

Kap. 1., 3., 4., 6., 7.

Prof. Dr. med. Hans-Georg Schaible
Institut für Physiologie 1/Neurophysiologie
Universitätsklinikum Jena
Friedrich-Schiller-Universität Jena
Teichgraben 8
07743 Jena

Kap. 2.

Professor Dr. med. Claudia Sommer
Neurologische Klinik
Universitätsklinikum Würzburg
Josef-Schneider-Straße 11
97080 Würzburg

Kap. 8.

Inhaltsverzeichnis

1. Analgetische Lokaltherapie: Begriffsbestimmungen und Konzepte

1.1. Was versteht man unter einer analgetischen Lokaltherapie?

Unter **analgetischer Lokaltherapie** versteht man Therapiestrategien, die räumlich begrenzt am Schmerzort angewandt werden. Für die Anwendung sind die Wirksubstanzen meist in einem Gel, einer Salbe, einer Tinktur oder einem Pflaster enthalten. Auch Injektionen sind möglich. Im erweiterten Sinne kann man auch lokale physikalische Maßnahmen wie beispielsweise die transkutane elektrische Nervenstimulation (TENS) als analgetische Lokaltherapie bezeichnen.

Die analgetische Lokaltherapie wird bei einer Reihe von verschiedenen Erkrankungen angewandt. Die wichtigsten Indikationen sind dabei neuropathische Schmerzen (☞ u.a. Kap. 3.-8.), Kopfschmerzen (z.B. Botulinumtoxin bei der chronischen Migräne, ☞ Kap. 3. und 6.) und myofasziale Schmerzen (z.B. die therapeutische Lokalanästhesie, ☞ Kap. 7.).

1.2. Was ist der Unterschied zwischen einer analgetischen Lokaltherapie und einer systemischen Therapie?

Bei einer klassischen **systemischen Schmerztherapie** kommt es nach der Resorption eines Pharmakons zu einer Verteilung im Körper. In der Regel sind tägliche und regelmäßige Einnahmen erforderlich. Daraus resultieren häufig systemische Nebenwirkungen und auch zahlreiche potentielle Arzneimittelwechselwirkungen (☞ Tab. 1.1).

Dem gegenüber kommt es bei der **topischen Anwendung** lediglich zu einer lokalen Aufnahme in der Peripherie. Je nach Substanzklasse werden die Wirkstoffe täglich oder mehrfach täglich appliziert. Im Falle von topischen Capsaicin langt allerdings beispielsweise auch eine einmalige Gabe alle 12 Wochen.

Bei lokaler Anwendung sind in der Regel auch die Nebenwirkungen nur lokal begrenzt. Ebenfalls resultieren (fast) keine Arzneimittelwechselwirkungen.

Eine analgetische Lokaltherapie bietet damit grundsätzlich viele Vorteile (Sawynok, 2014). Im Falle einer topischen Anwendung mit einem Pflaster ist zusätzlich noch eine mechanisch-protektive Komponente relevant. Oftmals kommt es bereits durch die sofortige kühlende Wirkung und durch einen mechanischen Schutz zu einer ersten Linderung der Beschwerden innerhalb weniger Stunden.

Mehrere klinische Studien untersuchten Unterschiede zwischen systemischer und lokaler Applikation. Die ELEVATE-Studie erfasste Unterschiede der Wirkung und Nebenwirkungen von Pregabalin und Capsaicin beim peripheren neuropathischen Schmerz (Hanpäa et al., 2015). Es handelte sich um eine offene, randomisierte Studie. Es konnte gezeigt werden, dass die Wirkung eines Pflasters mit 8 % Capsaicin deutlich schneller eintritt als die von systemischem Pregabalin (7,5 Tage versus 36 Tage). Außerdem traten bei Patienten unter der Capsaicin-Behandlung lediglich lokale Nebenwirkungen an der Applikationsstelle wie

Systemische Anwendung	Lokale Anwendung
• Systemische Resorption des Wirkstoffes	• Lokale Aufnahme in der Peripherie
• In der Regel regelmäßige Einnahme erforderlich (täglich, z.T. mehrfach)	• Unterschiedliche Anwendungen, mehrfach täglich bis zu einmal alle 3 Monate
• Häufige systemische Nebenwirkungen (z.B. Schwindel, Übelkeit)	• Nebenwirkungen sind lokal begrenzt
• Zahlreiche potentielle Arzneimittelwechselwirkungen	• In der Regel keine Arzneimittelwechselwirkungen

Tab. 1.1: Unterschiede zwischen einer systemischen und lokalen Anwendung.

Transdermale Anwendung	Topische Anwendung
• Systemische Aufnahme des Wirkstoffes	• Keine bis sehr niedrige Serumkonzentrationen des Wirkstoffes
• Systemische Wirkung des Arzneimittels mit systemischen Nebenwirkungen	• Deutlich verringertes Risiko von systemischen Nebenwirkungen und Arzneimittelwechselwirkungen

Tab. 1.2: Unterschiede zwischen transdermaler und topischer Anwendung.

Erytheme, Brennen oder Schmerzen auf. Studienteilnehmer, die mit Pregabalin behandelt wurden, litten dagegen eher unter systemischen Nebenwirkungen wie Übelkeit, Schwindel oder Müdigkeit.

1.3. Was ist der Unterschied zwischen einer topischen Lokaltherapie und einer transdermalen Anwendung?

Für die **transdermale Applikation** steht eine Reihe von Wirkstoffen zur Verfügung, die nicht nur für die Schmerzmedizin relevant sind (Guy, 2010). Gängige Beispiele in der Schmerzmedizin sind transdermale Pflastersysteme für die Applikation von Fentanyl oder Buprenorphin (Grond et al., 2000). Außerhalb der Schmerzmedizin existieren beispielsweise Pflastersysteme für die transdermale Gabe von Rotigotin, ein Medikament, welches in der Therapie des Morbus Parkinson und *Restless-legs*-Syndroms eingesetzt wird. Hierbei kommt es bewusst zu einer systemischen Aufnahme des Wirkstoffes mit einer entsprechenden systemischen Wirkung (☞ Tab. 1.2).

Bei der **topischen Lokaltherapie** bleibt dagegen der Wirkstoff lokal begrenzt und es finden sich allenfalls niedrige Serumkonzentrationen (Sawynok, 2014).

1.4. Welche Substanzen stehen für die analgetische Lokaltherapie zur Verfügung?

Etablierte und zugelassene Substanzen für die analgetische Lokaltherapie sind insbesondere topisches Capsaicin und Lidocain (☞ Kap. 3. und 5.). Im Bereich der Injektionen sind vor allem die therapeutische Lokalanästhesie (☞ Kap. 5.) und Botulinumtoxin (☞ Kap. 6.) zu nennen.

Im muskuloskelettalen Bereich wird in einer Cochrane-Analyse (Derry et al., 2017) der Evidenzgrad für die Wirksamkeit von topischem Diclofenac und Ketoprofen als "gut" bei akuten Verletzungen (Verstauchung, Überanstrengung) bezeichnet. Bei chronischen Erkrankungen (z.B. Gonarthrose) ist der Effekt geringer ausgeprägt.

Schließlich gibt es eine Reihe von Substanzen, die meist eher weniger bekannt sind, aber in der Hand eines erfahrenen Schmerzmediziners eine mitunter große Bereicherung in der Therapie darstellen können (Sawynok, 2014). Zu diesen Substanzen zählen Amitriptylin, Ambroxol, Cannabinoide, Clonidin, Dimethylsulfoxid, Doxepin, Ketamin und Opiate (☞ Kap. 7.). Eine weitere Möglichkeit, auf die allerdings im Rahmen dieses Buches nicht näher eingegangen werden wird, sind lokale Glucocorticoid-Therapien.

1.5. Literatur

Derry S, Wiffen PJ, Kalso EA, et al. Topical analgesics for acute and chronic pain in adults - an overview of Cochrane Reviews. Cochrane Database Syst Rev. 2017;5(5): CD008609.

Guy RH. Transdermal drug delivery. Handb Exp Pharmacol 2010;197:399-410.

Grond S, Radbruch L, Lehmann KA. Clinical pharmacokinetics of transdermal opioids: focus on transdermal fentanyl. Clin Pharmacokinet 2000;38:59-89.

Haanpää M, Cruccu G, Nurmikko TJ, et al. Capsaicin 8% patch versus oral pregabalin in patients with peripheral neuropathic pain. Eur J Pain 2016;20(2):316-328.

Sawynok J. Topical analgesics for neuropathic pain: preclinical exploration, clinical validation, future development. Eur J Pain 2014;18:465-81.

2. Physiologie und Pathophysiologie des nozizeptiven Systems

Um die Wirkweise der analgetischen Lokaltherapie zu verstehen, ist ein gewisses Grundwissen über die Physiologie und Pathophysiologie des nozizeptiven Systems nötig. Die dafür benötigten Kenntnisse werden in diesem Kapitel erläutert.

2.1. Nozizeption und Schmerz

Nozizeption ist die Erkennung und Verarbeitung von gewebeschädigenden (noxischen) Reizen durch das Nervensystem.

Schmerz ist die spezifische subjektive Sinnesempfindung, die durch Nozizeption ausgelöst wird. Er hat physiologischerweise eine Warnfunktion, die für die Aufrechterhaltung der Körperintegrität erforderlich ist.

Allerdings spiegelt der Schmerz nicht immer die Nozizeption wider. Er kann als subjektive Sinnesempfindung durch zusätzliche Faktoren beeinflusst werden, z.B. durch Erwartungshaltung, Angst, Depression etc. Man geht daher heute von einem Schmerzmodell aus, bei dem neben nozizeptiven (biologischen) auch psychische und soziale Faktoren eine Rolle spielen. Schmerz kann in einzelnen Fällen auch ohne erkennbare Nozizeption bestehen. In solchen Fällen hat er seine ursprüngliche Bedeutung als Warnempfindung verloren und wird als sinnlose Qual empfunden.

Nozizeption wird durch das **nozizeptive Nervensystem** geleistet. Hierzu gehören die peripheren Nozizeptoren (sensorische Nervenfasern der peripheren Nerven, die in den Organen bzw. Geweben noxische Reize aufnehmen und kodieren) und die Nervenzellen und Nervenbahnen im Zentralnervensystem, die diese Reize verarbeiten (☞ Abb. 2.1a).

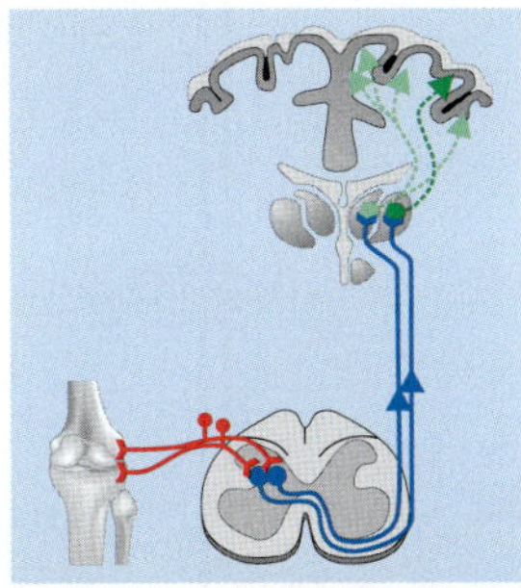

a

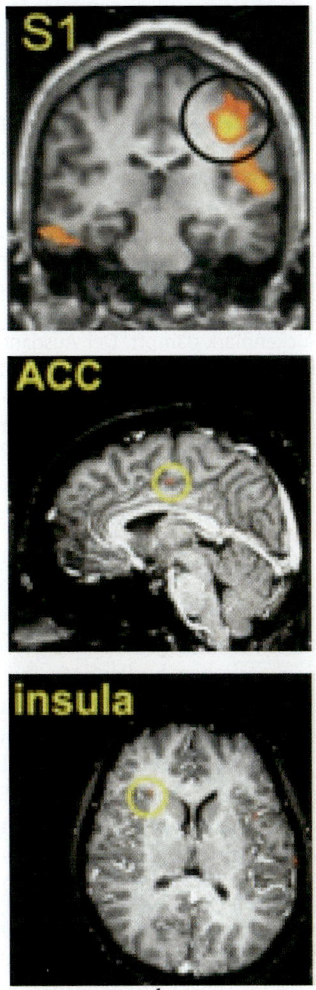

b

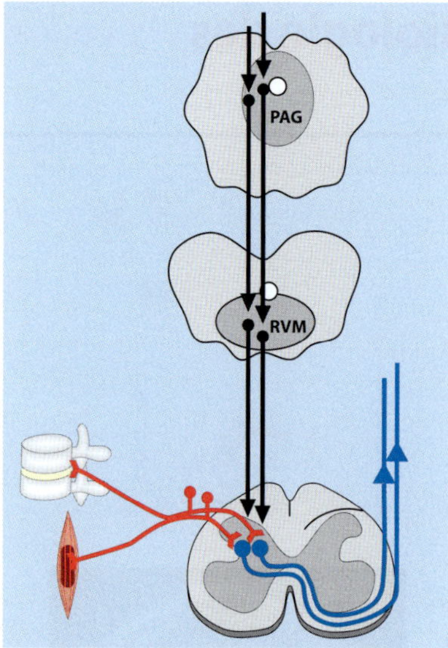

c

Abb. 2.1a-c: **a:** Übersicht über das nozizeptive System. **b:** Kortikale Schmerzmatrix mit dem Lateralen System (in S1 und S2 im Gyrus postcentralis) für die sensorisch-diskriminative Komponente des Schmerzes und mit dem Medialen System (Insula und Gyrus cinguli anterior, **ACC**) für die affektiv-emotionale Komponente des Schmerzes. **c:** Vom Hirnstamm absteigendes Hemmsystem, das die nozizeptive Verarbeitung im Rückenmark dämpft. Der Ausgang liegt im Periaquäduktalen Grau (**PAG**), von dem Fasern zur rostraventralen Medulla (**RVM**) absteigen. Von dort steigen Axone im dorsolateral Funiculus zum Rückenmark ab. Das PAG kann vom Kortex aus aktiviert werden.

2.1.1. Periphere Nozizeptoren

Nozizeptoren sind Neurone mit dünn myelinisierten (Aδ-Fasern) oder unmyelinisierten Axonen (C-Fasern). Ihre Zellkörper liegen im Spinalganglion. Ihre sensorischen Endigungen für die Aufnahme noxischer Reize in den Geweben sind sogenannte freie Nervenendigungen ohne besondere Strukturmerkmale. Die zum Rückenmark ziehenden zentralen Fortsätze aktivieren über Synapsen die nozizeptiven Neurone des Rückenmarks (☞ Abb. 2.1a).

Die meisten Nozizeptoren sind **polymodal** und reagieren auf noxische mechanische Reize (schmerzhaften Druck, Quetschen oder Einschneiden des Gewebes), noxische thermische Reize (Hitze oder Kälte) und chemische Reize. Für diese Reize gibt es in der sensorischen Endigung spezifische Sensormoleküle (spezialisierte Ionenkanäle für die Transduktion), die durch diese Reize geöffnet werden. Abb. 2.2 zeigt das Schema einer solchen sensorischen Endigung (Schaible et al., 2011). Sie zeigt auf der Unterseite Ionenkanäle der Transduktion. Wird ein Ionenkanal der Transduktion geöffnet, entsteht in der Endigung eine Depolarisation, die nachfolgend zur Aktivierung spannungsgesteuerter Natriumkanäle führt und dadurch Aktionspotentiale erzeugt. Letztere wandern über das Axon zur Synapse im Rückenmark. Da der Nozizeptor speziell und selektiv noxische Reize erkennen soll, hat er eine "hohe Erregungsschwelle": Im normalen Gewebe werden die Ionenkanäle nur bei noxischen oder nahezu noxischen Reizintensitäten geöffnet. Bei Erkrankungen und Verletzungen wird die Erregungsschwelle allerdings gesenkt, was als Sensibilisierung bezeichnet wird (Schaible und Richter, 2004).

Der *Transient Receptor Potential Vanilloid 1-* (TRPV1-)Ionenkanal ist ein Sensormolekül für noxische Hitzereize. Er wird bei Einwirkung von Hitze auf das Gewebe geöffnet (die Öffnungsschwelle liegt bei etwa 43 °C), wodurch Natrium- und Calciumionen in die Endigung einströmen und diese depolarisieren. Der TRPV1-Ionenkanal kann auch durch Capsaicin und saure pH-Werte (<5,9) geöffnet werden. Äthanol und diverse Entzündungsmediatoren (Arachidonsäureprodukte) beeinflussen die Kanalöffnungen ebenfalls. Bei langdauernder Einwirkung von Capsaicin wird der TRPV1-Ionenkanal für längere Zeit inaktiviert. Dies macht man sich bei der Anwendung von Capsaicin-Pflastern zunutze.

Die Ionenkanäle für andere Reizmodalitäten (z.B. noxische mechanische Reize, noxische Kälte) sind bisher molekular nicht klar identifiziert, aber es werden andere Ionenkanäle aus der TRP-Familie für diese Funktion diskutiert. Der TRPV4-Ionenkanal wird durch mechanische Reize geöffnet und könnte in C-Fasern eine Rolle bei der Mechanosensibilität spielen (Richter et al., 2019). Der TRPM8-Ionenkanal ist kältesensitiv und könnte sowohl bei der Kaltempfindung als auch bei der Kältehyperalgesie funktionell beteiligt sein. Der TRPA1-Ionenkanal ist möglicherweise an der Kodierung verschiedener Reize beteiligt.

Die Chemosensibilität von Nervenfasern dient mehreren Zwecken. Chemische Mediatoren kön-

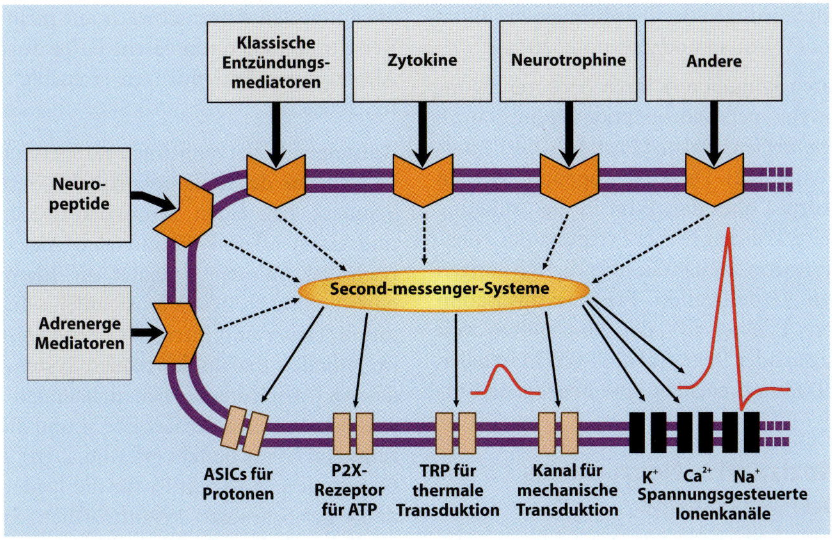

Abb. 2.2: Schematische Darstellung einer nozizeptiven sensorischen Endigung im Gewebe. **ASIC**: *Acid Sensing Ion Channel*, **P2X**: purinerger Rezeptor, **TRP**: *Transient Receptor Potential*. Modifiziert nach Schaible et al., 2011.

nen Nervenfasern mit einer Latenz von einigen Sekunden aktivieren und so direkt Schmerz auslösen. Dies ist über Ionenkanäle möglich, z.B. ASICs und P2X-Rezeptoren für ATP (☞ Abb. 2.2). Solche Ionenkanäle spielen z.B. beim akut auftretenden Ischämieschmerz eine Rolle. Viele Mediatoren wirken an Membranrezeptoren, die dann in der Endigung *Second-messenger*-Kaskaden anstoßen, die ihrerseits Ionenkanäle öffnen (☞ Abb. 2.2). Die Effekte können nach kurzer Latenz auftreten und direkt Schmerzen auslösen (z.B. Bradykinin ist ein solcher Mediator). Oder die Mediatoren erzeugen eine langfristige Wirkung, die vor allem sensibilisierend für mechanische und/oder thermische Reize wirkt. Solche Mediatoren sind Prostaglandine, aber vor allem auch proinflammatorische Zytokine wie TNFα, Interleukin-6, Interleukin-17, Neurotrophine (z.B. Nervenwachstumsfaktor, NGF) und andere (☞ unten; Schaible et al., 2011; Schmelz et al., 2019). Die Präsenz von Zytokinrezeptoren und Rezeptoren für die Fc-Fragmente von Antikörpern in der Membran von Nozizeptoren weist darauf hin, dass das Immunsystem wesentlich an der Schmerzentstehung beteiligt ist.

Für die Auslösung von Aktionspotenzialen sind spannungsgesteuerte Natriumkanäle entscheidend. Nozizeptoren besitzen vor allem drei Isoformen, nämlich $Na_V1.7$, $Na_V1.8$, $Na_V1.9$. Der $Na_V1.7$-Kanal wird nahe der Schwelle für das Aktionspotential geöffnet und ist daher für die Auslösung des Aktionspotentials wichtig. Tetrodotoxin-(TTX-)sensitive $Na_V1.7$-Kanäle sind sowohl in der sensorischen Endigung als auch in den Axonen exprimiert und damit für die Auslösung und Weiterleitung der Aktionspotenziale verantwortlich. TTX-insensitive $Na_V1.8$-Kanäle sind vor allem in sensorischen Endigungen und in den Zellkörpern der Nozizeptoren exprimiert. Dort werden sie durch eine stärkere Vordepolarisation geöffnet, und sie tragen an diesen Stellen den größten Teil des Natriumstroms zum Aktionspotential bei. Außerdem sind sie wichtig für repetitiv auftretende Aktionspotentiale bei Depolarisation (Bennett et al., 2019). Im Gegensatz dazu trägt der TTX-insensitive langsam inaktivierende $Na_V1.9$-Kanal kaum etwas zum Aktionspotential bei. Er bestimmt zusammen mit Kalium- und Calciumkanälen die Höhe des Ruhepotentials und damit auch die Erregbarkeit. Selten auftretende Mutationen von Natriumkanälen können je nach Mutation zu pathologischen Schmerzen oder zu herabgesetzter Schmerzempfindlichkeit führen (Bennett et al., 2019). Alle genannten Natriumkanäle werden durch Lokalanästhetika inaktiviert, wodurch sowohl die Entstehung als auch die Fortleitung von Aktionspotenzialen und auf diesem Wege die Schmerzentstehung blockiert wird. Allerdings werden durch Lokalanästhetika auch nicht-nozizeptive Nervenfasern blockiert, wodurch es zu Störungen der Berührungssensibilität etc. kommt (Waxman und Zamponi, 2014).

Nozizeptoren können aus ihren Sensorendigungen im Gewebe auch Neuropeptide wie Substanz P und *Calcitonin Gene-Related Peptide* (CGRP) freisetzen (☞ Abb. 2.2). Diese Neuropeptide werden vom Zellkörper über das Axon in die Endigung transportiert. Werden sie bei Erregung des Nozizeptors freigesetzt, können sie über die Wirkungen an Gefäßen Vasodilatation, Plasmaextravasation und andere Effekte, z.B. das Einwandern von Makrophagen oder Degranulation von Mastzellen auslösen. Dadurch entsteht eine **neurogene Entzündung.**

2.1.2. Nozizeptive Neurone des Zentralnervensystems

In nozizeptiven Neuronen des Rückenmarks, des Hirnstamms und des thalamokortikalen Systems werden die noxischen Reize aus der Peripherie verarbeitet. Die bewusste Schmerzempfindung entsteht im thalamokortikalen System, sofern sich dieses im Wachzustand befindet.

Die peripheren Nozizeptoren erregen synaptisch **nozizeptive Nervenzellen des Rückenmarks.** Ein Teil dieser Neurone aktiviert über aufsteigende Nervenbahnen, insbesondere über den Tractus spinothalamicus, das thalamokortikale System. Andere nozizeptive Rückenmarkzellen sind als lokale Interneurone in segmentale motorische und vegetative Reflexbögen eingebunden. Solche Reflexbögen bewirken z.B. eine Wegziehbewegung einer Extremität bei Einwirkung eines noxischen Reizes. Die nozizeptiven Nervenzellen des Rückenmarks erhalten ihren synaptischen Eingang in der Regel aus mehreren Organen bzw. Geweben (Konvergenz). Dies kann zu "übertragenen Schmerzen" führen. Hierbei werden die Schmerzempfindungen nicht dorthin lokalisiert, wo die Nozizeption stattfindet. Dies ist besonders bei Erkrankungen der Viszera der Fall. Beispielsweise werden bei Ischämie des Herzens häufig Schmerzen im linken Arm angegeben. Von ihren Antworteigenschaften her sind nozizeptive Neurone entweder nozizeptiv-spezifische Zellen (NS-Neurone) oder *Wide Dynamic Range* (WDR)-Zellen. Erstere haben hohe Erregungsschwellen wie die peripheren Nozizeptoren. Zweitere bekommen konvergenten sensorischen Eingang von nicht-nozizeptiven Fasern und von nozizeptiven Fasern. Sie antworten daher schwach auf nicht-noxische Reize und kodieren noxische Reize durch höhere Aktionspotenzialfrequenzen (Schaible und Richter, 2004).

Aufsteigende Nervenbahnen aktivieren **nozizeptive Neurone des thalamokortikalen Systems.** Der Schmerz hat einen sensorisch-diskriminativen und einen affektiv-emotionalen Aspekt. Sensorisch-diskriminativ bedeutet die Identifizierung eines noxischen Reizes hinsichtlich seiner Lokalisation, Dauer und Intensität. Diese Leistung wird im **lateralen thalamokortikalen System** erbracht, das aus Umschaltneuronen im lateralen Thalamus und Nervenzellen der Gebiete SI und SII im postzentralen Gyrus besteht (☞ Abb. 2.1b). Der affektiv-emotionale Aspekt ist für die Leidenskomponente des Schmerzes verantwortlich. Er wird im **medialen thalamokortikalen System** erzeugt, das aus Umschaltneuronen im zentralen und medialen Thalamus, Teilen des Gyrus cinguli anterior, der Insel und des präfrontalen Kortex besteht (☞ Abb. 2.1b) (Bushnell et al., 2013).

Weitere nozizeptive Nervenbahnen ziehen zu den parabrachialen Kernen des Hirnstamms. Von dort aus werden die Amygdala und der Hypothalamus aktiviert. In den Amygdala werden Emotionen erzeugt, z.B. Furcht. Aufsteigende Nervenfasern, die vor allem in der Formatio reticularis enden, erzeugen Wachheit. Ein Teil der aufsteigenden Fasern aktiviert die schmerzhemmenden (antinozizeptiven) absteigenden Systeme (☞ unten).

2.1.3. Endogene antinozizeptive Systeme

Nozizeptive Nervenzellen auf jeder Ebene des nozizeptiven Systems können durch körpereigene Systeme bzw. Mediatoren gehemmt werden. Auf diese Weise kann das Nervensystem bis zu einem gewissen Grade das Ausmaß von Nozizeption und Schmerz kontrollieren. Im Zentralnervensystem sind inhibitorische, zumeist GABAerge Interneurone, immer Bestandteil neuronaler Schaltkreise. Die zusätzliche Aktivierung inhibitorischer Systeme kann therapeutisch genutzt werden (Bushnell et al., 2013; Vanegas und Schaible, 2004).

Periphere Nozizeptoren besitzen Ionenkanäle und Rezeptoren für Mediatoren, die Nervenzellen hemmen. Dazu gehören körpereigene Opioide, Somatostatin und andere. Auch zahlreiche nozizeptive Neurone des Zentralnervensystems besitzen Rezeptoren für Opioide und andere hemmende Mediatoren, z.B. GABA (☞ oben) und endogene Cannabinoide. Opioide hemmen die Freisetzung von Transmittern aus Nozizeptoren, und sie wirken durch Rezeptoren an postsynaptischen Neuronen der erregenden Depolarisation entgegen. Allerdings wird die hemmende Wirkung der Opioidrezeptoren durch endogene Opioide nicht ausgeschöpft. Daraus ergibt sich ein starkes Potential für die therapeutische Gabe von Opiaten. Wegen der prä- und postsynaptischen Verteilung der Opioidrezeptoren und der weiten Verbreitung der Opioide im ZNS wirken Opiate stark analgetisch.

Ein spezielles System für die Antinozizeption hat seinen Ursprungsort in Hirnstammkernen, nämlich im **periaquäduktalen Grau (PAG)** und im **Nucleus raphe magnus (NRM)**. Von diesen Kernen steigen Fasern im dorsolateralen Funiculus des Rückenmarkes ab und unterdrücken dort mit Hilfe von Interneuronen die Verarbeitung nozizeptiver Informationen (☞ Abb. 2.1c). Das PAG und der NRM bewirken eine tonische **deszendierende Hemmung**. Zusätzlich gibt es einen absteigenden Hemmungsmechanismus, der als *Descending Noxious Inhibitory Control (DNIC)* und neuerdings als *conditioning pain modulation* beschrieben wird. Dieses System wird durch noxische Reize aktiviert. Die absteigenden Systeme können vom Kortex aus aktiviert oder moduliert werden. Dies ist z.B. eine wichtige Grundlage für den **Placeboeffekt**.

2.2. Nozizeptiver und neuropathischer Schmerz, akuter und chronischer Schmerz

Seit einigen Jahren unterscheidet man grundsätzlich nozizeptive Schmerzen (Gewebeschmerzen) und neuropathische Schmerzen (Nervenschmerzen) und versucht, die unter verschiedenen pathologischen Bedingungen entstehenden Schmerzen diesen Kategorien zuzuordnen (Schaible und Richter, 2004). Ein nozizeptiver Schmerz entsteht, wenn der auslösende Schmerzreiz primär die sensorischen Endigungen von Nozizeptoren depolarisiert. Durch noxische Reizeinwirkung auf normales Gewebe entsteht der **physiologische Nozizeptorschmerz**. Bei Entzündungen und Verletzungen entsteht **pathophysiologischer Nozizeptorschmerz**. Er kann als **Ruheschmerz** auftreten (Schmerz in der Abwesenheit jeglicher absichtlicher Stimulation) und/oder als **Hyperalgesie** (verstärkte Schmerzintensität bei noxischer Reizung) und/oder **Allodynie** (Auftreten von Schmerz bei Reizintensitäten, die normalerweise unter der Schmerzgrenze liegen).

Eine Verletzung oder Schädigung von Nervenfasern (z.B. bei Nervenverletzungen, bei metabolisch bedingten Nervenschädigungen, bei Kompression) erzeugt **neuropathischen Schmerz**. Hierbei entstehen Aktionspotenziale häufig unphysiologischerweise im Bereich des Axons oder des Zellkörpers der Nozizeptoren. Da diese Orte nicht dem normalen Entstehungsort der Aktionspotentiale entsprechen, spricht man von **ektopen Entladungen**. Dieser Schmerz signalisiert nicht in erster Linie eine noxische Gewebereizung, und er wird als abnormal empfunden, weil er nicht aus der Einwirkung eines schmerzhaften Reizes entsteht. Er hat oft einen brennenden oder elektrischen Charakter, kann lang andauern oder in kurzen Episoden auftauchen (z.B. Trigeminusneuralgie). Er kann mit Hyperalgesie und Allodynie, aber auch mit Hypoalgesie oder Analgesie kombiniert sein, wenn die sensorischen Endigungen nicht mehr richtig funktionsfähig sind. Schäden an zentralen schmerzverarbeitenden Neuronen (z.B. im Thalamus) können **zentralen Schmerz** verursachen. Manche Krankheitsbilder oder Eingriffe erzeugen nozizeptive **und** neuropathische Schmerzen. So führt eine Operation zur Entzündung des Gewebes, und sie kann auch Nervenfasern verletzen.

Möglicherweise sind nicht alle Schmerzen diesen Kategorien zuzuordnen. Der Schmerz bei Migräne z.B. ist weder eindeutig nozizeptiv noch neuropathisch. Es gibt Hinweise darauf, dass auch periodisch auftretende Erregbarkeitssteigerungen im nozizeptiven System zu Schmerzen führen können.

Neben der Art des Schmerzes wird auch die Dauer bewertet. In der Regel werden Schmerzen, die länger als 6 Monate andauern, als chronisch bezeichnet. Dieser Zeitraum leitet sich von der Beobachtung ab, dass "unproblematische" Schmerzen in dem Sinne, dass sie wieder verschwinden, in der Regel weniger als 6 Monate bestehen. Chronischer Schmerz kann durch eine chronische Krankheit bedingt sein (z.B. Arthroseschmerz, Schmerz bei Rheumatoider Arthritis), aber in vielen Fällen besteht keine klare kausale Beziehung mehr zwischen Nozizeption und Schmerz: Der chronische Schmerz reflektiert nach dem Eindruck des Untersuchers nicht mehr den Gewebeschaden.

2.2.1. Mechanismen nozizeptiver und neuropathischer Schmerzen

An der Schmerzentstehung sind praktisch immer periphere und zentrale Vorgänge beteiligt (☞ Abb. 2.3).

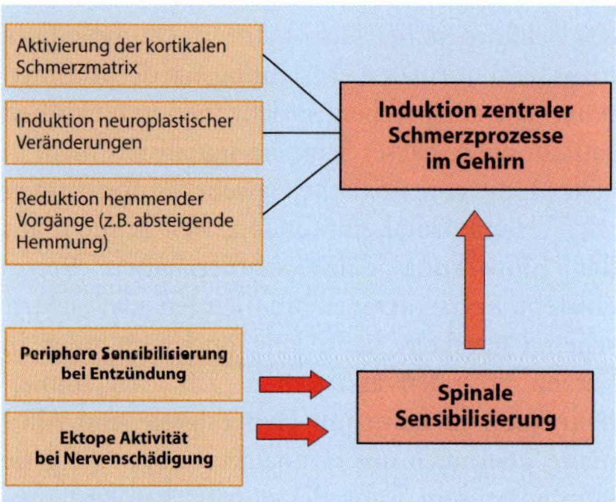

Abb. 2.3: Übersicht über Veränderungen im nozizeptiven System bei Aktivierung durch signifikante und langdauernde noxische Reize.

Die Kombination und Gewichtung der betreffenden Mechanismen hat Einfluss auf den Schmerzcharakter und die Schmerzintensität. Die Abschätzung des Gewichts der beschriebenen Mechanismen kann für die Planung der Schmerztherapie relevant sein. Solche Vorgänge sind:

Periphere Sensibilisierung

Sie ist ein wesentlicher neuronaler Mechanismus pathophysiologischer nozizeptiver Schmerzen bei Entzündungen, Verletzungen etc. Durch die Sensibilisierung wird die Empfindlichkeit peripherer polymodaler Nozizeptoren gesteigert, so dass ihre sensorischen Endigungen im Gewebe bereits durch Reize niederer Intensität zu erregen sind. Die Entladungsrate sensibilisierter Nozizeptoren auf noxische Reize nimmt zu. Dies ist eine Grundlage für die **primäre Allodynie** und **primäre Hyperalgesie** am Ort der Sensibilisierung.

Induziert wird die Sensibilisierung durch Entzündungsmediatoren, die an die Rezeptoren der sensorischen Endigung binden. Dadurch werden *Second messenger*-Wege aktiviert, die die Ionenkanäle bei Reizintensitäten öffnen, die normalerweise nicht noxisch sind (☞ Abb. 2.2). Klassische Entzündungsmediatoren wie Prostaglandine, Bradykinin, Serotonin bewirken schnell eintretende, aber kurzzeitige Sensibilisierungseffekte im Minutenbereich. Auch Neuropeptide können Endigungen sensibilisieren. Eine langsam beginnende, aber persistierende Sensibilisierung wird durch proinflammatorische Zytokine und Neurotrophine, z.B. *Nerve Growth Factor*, erzeugt (Schaible et al., 2011).

Ein wesentliches Ziel der Schmerztherapie ist die Normalisierung der Erregbarkeit der Nozizeptoren, also die Rückführung der Sensibilisierung. Sie wird reduziert durch Prostaglandinsynthesehemmer (die nicht-steroidalen anti-inflammatorischen *drugs*, NSAIDs), Antikörper gegen NGF (derzeit in klinischer Erprobung), Zytokin-neutralisierende Substanzen (z.B. Biologika, die TNF-α binden), etc. Eine Alternative ist die Applikation von Mediatoren, die Nozizeptoren hemmen, z.B. Opioide. Letztere wirken peripher und zentral.

Eine völlige Unempfindlichkeit der Nozizeptoren durch Lokalanästhetika (entweder lokal in das Gewebe appliziert oder als Leitungsanästhesie) wird nur dann angestrebt, wenn Schmerzempfindungen temporär völlig ausgeschaltet werden sollen, z.B. bei einem chirurgischen Eingriff. In der Neuraltherapie werden Lokalanästhetika unter der Vorstellung appliziert, dass störende Aktivitäten aus einem Krankheitsherd unterbrochen werden.

Ektope Entladungen

Ein wesentlicher neuronaler Mechanismus neuropathischer Schmerzen ist die ektope Bildung von Aktionspotenzialen. Ektope Aktionspotenziale entstehen nicht in der sensorischen Endigung, sondern an erkrankten Stellen einer Nervenfaser oder im Zellkörper erkrankter Nervenfasern. Der dadurch ausgelöste Schmerz wird in das Endigungsgebiet projiziert, da das Gehirn nicht erkennt, an welcher Stelle des Neurons die Aktionspotenziale entstehen. Ektope Entladungen entstehen durch Änderungen der Ionenkanäle, die in die Membran eingebaut werden, durch Entzündungsmediatoren, die am geschädigten Axon angreifen, und in manchen Fällen durch Mediatoren des sympathischen Nervensystems (Schaible und Richter, 2004).

Für die Entstehung solcher Veränderungen nach einer Nervenläsion werden intraaxonale Transportvorgänge von der Verletzungsstelle zum Zellkörper verantwortlich gemacht. Zum einen kommt es zu einer Bildung verletzungstypischer Proteine an der Läsionsstelle, die dann zum Zellkörper transportiert werden. Zum andern wird der axonale Transport von trophischen Signalen unterbrochen, die normalerweise von der Endigung zum Zellkörper wandern und diesen darüber informieren, dass die Endigung intakt ist. Ein solch trophisches Signal ist NGF (West et al., 2015).

Der empfohlene therapeutische Ansatz zur Behandlung neuropathischer Schmerzen ist der Einsatz von Medikamenten, die die Erregbarkeit von Nervenzellen reduzieren. Dazu gehören Prägabalin, Antidepressiva und Antiepiletika. Diese Substanzen haben periphere und zentrale Angriffspunkte. Möglicherweise blockieren auch Lokalanästhetika den neuropathischen Schmerz, indem sie die ektopischen Entladungen begrenzen.

Zentrale Sensibilisierung

Sowohl bei nozizeptiven als auch bei neuropathischen Schmerzen entsteht häufig eine zentrale Sensibilisierung. Diese stellt eine Übererregbarkeit nozizeptiver Neurone im Zentralnervensystem und damit einen zentralen Schmerzverstärkungsmechanismus dar (Woolf und Salter, 2000). Die zentrale Sensibilisierung beginnt im Rückenmark mit der spinalen Sensibilisierung. Auch die zentrale Sensibilisierung trägt zur Absenkung der Schmerzschwelle und zur Steigerung der Schmerzempfindlichkeit am Ort der Erkrankung bei (primäre Hyperalgesie). Zusätzlich ist sie verantwortlich für die räumliche Ausdehnung des Schmerzes über das erkrankte Areal oder Organ hinaus (sekundäre Hyperalgesie). Letztere ist durch die Konvergenz von Nozizeptoren aus verschiedenen Organen auf ein- und dasselbe spinale Neuron zu erklären. Die zentrale Sensibilisierung hat Analogien zur **Langzeitpotenzierung** in Gehirnstrukturen der Gedächtnisbildung, eine synaptische Plastizität, die den auslösenden Eingangsimpuls überdauert (Sandkühler, 2000).

Die **entzündungsbedingte spinale Sensibilisierung** lässt sich einerseits auf den verstärkten nozizeptiven Eingang durch sensibilisierte Nozizeptoren zurückführen, andererseits auf die Empfindlichkeitssteigerung der postsynaptischen Neurone. Sensibilisierte Nozizeptoren setzen im Rückenmark vermehrt Glutamat, Substanz P und CGRP frei. Durch die verstärkte Depolarisation werden NMDA-Rezeptoren (Glutamatrezeptoren, die Neuroplastizität induzieren) ins Spiel gebracht, die die Empfindlichkeit der spinalen Neurone für ihre Eingänge verstärken (☞ Abb. 2.1). Unter nicht-sensibilisierten Bedingungen wirkt Glutamat vor allem auf sogenannte AMPA-Rezeptoren, dagegen bleiben die NMDA-Rezeptoren verschlossen. AMPA-Rezeptoren sind Ionenkanäle, die bei Bindung des Transmitters Glutamat öffnen und durch den Einstrom von Natriumionen exzitatorische postsynaptische Potentiale (EPSPs) erzeugen. NMDA-Rezeptoren sind ebenfalls Ionenkanäle, die durch Bindung von Glutamat geöffnet werden. Aber diese Ionenkanäle sind durch Magnesiumionen in der Kanalpore blockiert. Nur dann, wenn die Erregung des Neurons ausreichend stark ist, wird der Magnesiumblock entfernt. NMDA-Rezeptoren lassen neben Natriumionen auch Calciumionen in die Zelle eintreten. Letztere induzieren dann enzymatische Vorgänge, die zu der verstärkten synaptischen Aktivierbarkeit führen. Hinzu kommt eine rasche Hochregulation der Cyclooxygenasen im Rückenmark, und das spinal gebildete PGE_2 unterstützt die spinale Sensibilisierung über die Aktivierung neuronaler EP-Rezeptoren. Auch Zytokine (IL-6, TNF-α) können einen Beitrag leisten. Die so entstandene spinale Sensibilisierung lässt sich durch die spinale Administration von NMDA-Rezeptor-Antagonisten (z.B. Ketamin) und durch spinal wirksame Cyclooxygenasehemmer verhindern bzw. abschwächen. Nicht-selektive Cyclooxygenasehemmer wirken im Rückenmark nur dann hemmend auf die spinale Sensibilisierung, wenn sie vor der Entwicklung der spinalen Sensibilisierung appliziert werden, jedoch nicht nach Etablierung der spinalen Sensibilisierung. Dagegen reduzieren selektive Cyclooxygenase-2-Hemmer auch die etablierte spinale Übererregbarkeit (Telleria-Diaz et al., 2010).

Bei **neuropathischen Prozessen** sind teilweise andere oder zusätzliche Mechanismen beteiligt. Beispielsweise werden Gliazellen (Mikrogliazellen und Astrogliazellen) stark aktiviert. Diese Zellen können durch Glutamat und Cotransmitter und andere Mediatoren aktiviert werden. Sie produzieren dann ihrerseits zahlreiche Mediatoren, z.B. NO, Neurotrophine wie BDNF, und proinflammatorische Zytokine, die das Milieu im Rückenmark in einer pronozizeptiven Weise verändern. Eine Konsequenz solcher Veränderungen ist die Abnahme inhibitorischer Mechanismen. Während in einem normalen Rückenmark der Transmitter GABA hemmend wirkt, indem er Chloridkanäle öffnet und Chloridionen in die Zelle einströmen lässt (was eine Hyperpolarisation erzeugt), wandelt sich unter dem Einfluss von BDNF die hemmende Wirkung in eine erregende um, weil durch die Beeinflussung von Chloridtransportern die Konzentrationsgradienten für Chlorid so verändert werden, dass Chloridionen bei Bindung von GABA aus der Zelle heraustransportiert werden (was einer Depolarisation bzw. Erregung der Zelle entspricht; West et al., 2015).

Eine starke Gliabeteiligung an der spinalen nozizeptiven Verarbeitung wurde vor allem bei neuropathischen Schmerzzuständen beschrieben, jedoch laufen blandere Vorgänge wahrscheinlich auch bei Entzündungen ab (McMahon and Malcangio, 2009).

Veränderungen kortikaler Schaltkreise

Bei Schmerzzuständen kann es zu einer Umorganisation neuronaler Schaltkreise kommen. Sie kann dazu führen, dass pathologische Erregungsmuster entstehen, wobei häufig die ursprüngliche Somatotopie verändert wird. Somatotopie beschreibt, welche Neurone durch sensorische Eingänge aus den verschiedenen Körperregionen aktiviert werden. Die Somatotopie definiert kortikale "Karten" der Areale, die mit einem neuronalen Vorgang befasst sind. Es wurde eine Korrelation zwischen dem Ausmaß solcher Störungen der Somatotopie und der Schmerzintensität gefunden. Ebenfalls wird bei chronischen Schmerzen in der kortikalen Schmerzmatrix mit Hilfe bildgebender Verfahren eine sogenannte Atrophie der grauen (und weißen) Substanz beobachtet. Welche morphologischen bzw. strukturellen Veränderungen dieser Atrophie zugrunde liegen, ist allerdings unbekannt. Die Atrophie kann mit einer Störung von Konnektivitäten verbunden sein, die normalerweise das Zusammenspiel verschiedener Gehirnareale ermöglichen. Es ist unklar, ob eine Atrophie Ursache oder Folge von Schmerzen ist. Sie kann bei erfolgreicher Bekämpfung des Schmerzes, z.B. durch Einsatz einer Gelenkprothese, reversibel sein (Bushnell et al., 2013).

Partieller oder totaler Verlust hemmender antinozizeptiver Prozesse

Es wurde bei der zentralen Sensibilisierung schon darauf hingewiesen, dass aus hemmenden Mechanismen erregende werden können (☞ oben). Neben diesen segmentalen Veränderungen werden auch Veränderungen in der Effektivität der deszendierenden Hemmung beobachtet. Beispielsweise wird bei Entwicklung einer Entzündung zunächst die deszendierende Hemmung verstärkt. Diese Gegenregulation ist aber zeitlich begrenzt, denn bereits innerhalb von Tagen ist trotz fortbestehender Entzündung eine Abnahme der vermehrten deszendierenden Hemmung festzustellen. Schließlich kann die deszendierende Hemmung teilweise oder ganz ausfallen. Bei zahlreichen chronischen Schmerzzuständen ist die Effektivität der in Kap. 2.1.3. beschriebenen deszendierenden Hemmsysteme signifikant reduziert bzw. nicht mehr nachweisbar. Besonders deutlich wurde dies bei der *conditioning pain modulation* gezeigt. Dies ist ein Hinweis darauf, dass bei chronischen Schmerzen endogene antinozizeptive Mechanismen zumindest teilweise außer Kraft gesetzt sind. Besonders bei neuropathischen Schmerzen scheint sogar eher eine deszendierende Bahnung als eine deszendierende Hemmung vorzuliegen (Bushnell et al., 2013; Vanegas und Schaible, 2004).

Der Verlust endogener Hemmsysteme kann durch Opioide und bestimmte Antidepressiva, die die Wiederaufnahme von Serotonin und Noradrenalin hemmen, teilweise kompensiert werden. Interessanterweise wird auch die *conditioning pain modulation* wiederhergestellt, sofern es gelingt, die Schmerzursache zu beseitigen.

2.2.2. Mechanismen der Chronifizierung

Es wird angenommen, dass die beschriebenen pathophysiologischen Mechanismen auch per se für die Schmerzchronifizierung verantwortlich sind. Ob hierbei weitere fassbare und bisher unbekannte Veränderungen beteiligt sind, bleibt derzeit offen.

Es wird häufig beschrieben, dass chronische Schmerzen stark von psychologischen und sozialen Faktoren mitbestimmt werden. Dies erscheint plausibel unter dem Aspekt, dass schmerzrelevante Kortexregionen mit anderen Schaltkreisen interagieren. Es ist daher nicht verwunderlich, dass chronischer Schmerz häufig mit Depression und anderen negativ gefärbten Veränderungen assoziiert ist (Bushnell et al., 2013).

Die Therapie akuter Schmerzen hat nicht nur das Ziel, den akuten Schmerz zu bekämpfen, sondern sie soll auch die Entwicklung chronischer Schmerzen verhindern.

2.3. Literatur

Bennett DL, Clark AJ, Huang J, Waxman SG, Dib-Hajj SD. The role of voltage-gated sodium channels in pain signaling. Physiol Rev. 2019;99: 1079-1151.

Bushnell MC, Ceko M, Low LA. Cognitive and emotional control of pain and its disruption in chronic pain. Nature Rev Neurosci 2013;14:502-511.

McMahon SB, Malcangio M. Current challenges in glia-pain biology. Neuron 2009;64:46-54.

Richter F, Segond von Banchet G, Schaible H-G (2019) Transient Receptor Potential vanilloid 4 ion channel in C-fibres is involved in mechanonociception of the normal and inflamed joint. Scientific Reports 9, 10928.

Sandkühler J. Learning and memory in pain pathways. Pain 2000;88:113-8.

Schaible HG, Ebersberger A, Natura G. Update on peripheral mechanisms of pain: beyond prostaglandins and cytokines. Arthritis Res Ther 2011;13:210

Schaible H-G, Richter F. Pathophysiology of Pain. Langenbeck´s Arch Surg 2004;389:237-43.

Schmelz M, Mantyh P, Malfait A-M, Farrar F, Yaksh T, Tive L, Viktrup L. Nerve growth factor antibody for the treatment of osteoarthritis pain and chronic low–back pain: mechanisms of action in the context of efficacy and safety. Pain 2019;160:2210-2220.

Telleria-Diaz A, Schmidt M, Kreusch S, Neubert A-K, Schache F, Vazquez E, Horacio Vanegas H, Schaible H-G, Ebersberger A. Spinal antinociceptive effects of cyclo-oxygenase inhibition during inflammation: involvement of prostaglandins and endocannabinoids. Pain 2010; 148:26-35.

Vanegas H, Schaible H-G. Descending control of persistent pain: inhibitory or facilitatory? Brain Res Rev 2004; 46:295-309.

Waxman SG, Zamponi GW. Regulating excitability of peripheral afferents: emerging ion channel targets. Nature Neurosci 2014;17:153-63.

West SJ, Bannister K, Dickenson AH, Bennett DL. Circuitry and plasticity of the dorsal horn – Toward a better understanding of neuropathic pain. Neuroscience 2014; 300:254-75.

Woolf CJ, Salter MW. Neuronal plasticity: increasing the gain in pain. Science 2000;288:1765-8.

3. Wichtige Krankheitsbilder: neuropathischer Schmerz und chronische Migräne

3.1. Neuropathischer Schmerz

3.1.1. Definition des neuropathischen Schmerzes

> Der neuropathische Schmerz resultiert aus einer direkten Konsequenz einer Läsion oder einer Erkrankung, die das somatosensorische System betrifft (Treede et al., 2008).

Dies ist die offizielle Definition der Internationalen Gesellschaft zum Studium des Schmerzes (*International Association for the study of pain*; IASP). Die zugrundeliegenden Veränderungen des somatosensorischen Systems können entweder peripher, spinal oder zerebral lokalisiert sein.

Wichtig ist dabei, dass eine Schmerzlokalisation in einem **neuroanatomisch plausiblen Areal** vorliegt und sich in der Anamnese klare Hinweise auf eine relevante **Erkrankung oder Läsion des somatosensorischen Systems** finden.

Beispiele für neuroanatomisch plausible Ausbreitungen von neuropathischen Schmerzen finden sich in Abbildung 3.1.

In der Folge wurde diese Definition weiter präzisiert und auch ein überarbeitetes Grading-System für neuropathische Schmerzen dargestellt (Finnerup et al. 2016):

> - Ein *möglicher* neuropathischer Schmerz liegt dabei vor, wenn die Anamnese eine relevante neurologische Läsion oder Erkrankung ergeben hat und der Schmerz sich in einer neuroanatomisch plausiblen Verteilung befindet.
> - Liegen darüber hinaus noch sensorische Zeichen in einer neuroanatomisch plausiblen Verteilung vor, die charakteristisch für neuropathische Schmerzen sind (sensible Ausfalls- oder Reizerscheinungen), dann liegt ein *wahrscheinlicher* neuropathischer Schmerz vor.
> - Gelingt es in apparativen diagnostischen Tests, eine Läsion oder Erkrankung des somatosensorischen Systems, welche den Schmerz erklärt, zu bestätigen, so liegt ein *definitiver* neuropathischer Schmerz vor.

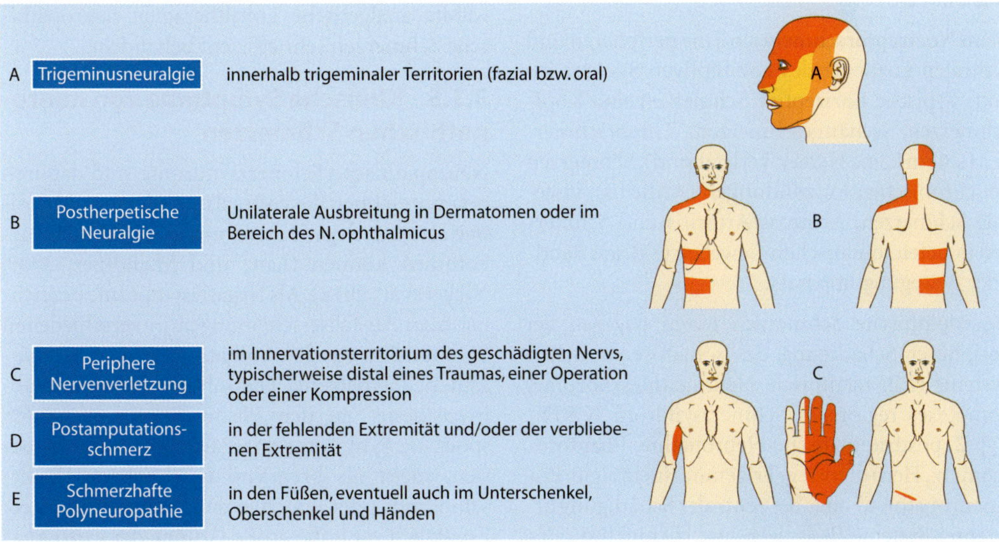

Abb. 3.1: Beispiele für neuroanatomisch plausible Ausbreitungen von neuropathischen Schmerzen. Modif. nach Finnerup et al., 2016.

3.1.2. Epidemiologie des neuropathischen Schmerzes

In der so genannten **Pain in Europe-Studie** (Breivik et al., 2006) zeigte sich in Europa eine Gesamtprävalenz chronischer Schmerzen von ca. 19 %. Deutschland war mit 17 % im Mittelfeld vertreten. Als Schmerzlokalisationen wurden insbesondere Rückenschmerzen, Kreuzschmerzen, Knieschmerzen, Kopfschmerzen und Gelenkschmerzen angegeben. Die mittlere Schmerzdauer betrug sieben Jahre.

In einer Studie, die sich dezidiert mit der Epidemiologie von neuropathischen Schmerzen in Deutschland beschäftigt hat, wurde eine Punktprävalenz von 6,5 % der Bevölkerung für neuropathische Schmerzen gefunden (Ohayon et al., 2012). Neuropathische Schmerzen waren dabei mit deutlichen Einschränkungen im psychosozialen Bereich assoziiert. Ebenfalls fand man eine erhöhte Komorbidität mit affektiven Erkrankungen und Angststörungen. Die Zahl der Arztbesuche und Krankenhausaufenthalte war bei Patienten mit neuropathischen Schmerzen deutlich erhöht.

3.1.3. Ätiologie des neuropathischen Schmerzes

Generell teil man Schmerzen in Nozizeptorschmerzen und neuropathische Schmerzen ein (☞ auch Kap. 2.) (Lanz und Maihöfner, 2009; Nickel et al., 2012).

Beim **Nozizeptorschmerz** sind die peripheren und zentralen Elemente des nozizeptiven Systems intakt. Typische nozizeptive Schmerzen sind Kopfschmerzen, Ischämieschmerzen, Tumorschmerzen (sofern keine Nerven verletzt sind), Schmerzen bei chronischen Entzündungen (Arthritis), viszerale Schmerzen, Arthrose/Arthritis und Schmerzen in tiefen somatischen Geweben (z.B. am Band- oder Bewegungsapparat).

Neuropathische Schmerzen treten dagegen bei **peripherer Schädigung** des somatosensorischen Systems (z.B. territoriale Neuropathiesyndrome, komplexes regionales Schmerzsyndrom [CRPS] Typ 2, posttraumatische Neuropathie, Phantomschmerz, Herpes zoster, Trigeminusneuralgie, Polyneuropathien) oder bei **zentraler Schädigung** afferenter Systeme (beispielsweise Hirninfarkt oder Entzündungen des ZNS im Rahmen einer multiplen Sklerose) auf.

Ergänzend gibt es Schmerzen, bei denen sowohl Nozizeptorschmerzen als auch neuropathische Schmerzen vorliegen. Dies hat zu dem Begriff des so genannten ***mixed pain*** geführt. Beispiele dafür sind Tumorschmerzen, das CRPS Typ 1 und einige Formen von chronischen Rückenschmerzen.

Schließlich hat die IASP im Jahr 2017 den Begriff "noziplastischer Schmerz" als eine weitere Kategorie eingeführt. Dieser Begriff wird aktuell in der Literatur durchaus kontrovers diskutiert. Noziplastische Schmerzen beschreiben Syndrome, die mit einer veränderten Verarbeitung im nozizeptiven System einhergehen, ohne dass strukturelle Läsionen wie beim klassischen neuropathischen Schmerz vorliegen. Beispiel für ein noziplastisches Schmerzsyndrom ist die Fibromyalgie.

3.1.4. Mechanismen des neuropathischen Schmerzes

Die pathophysiologischen Prozesse, die bei der Chronifizierung von neuropathischen Schmerzen eine Rolle spielen sind im Detail in Kap. 2.2. dargelegt. Besonders hervorzuheben sind dabei die Mechanismen der peripheren Sensibilisierung und das Auftreten ektoper Entladungen in afferenten nozizeptiven Fasern (Lanz und Maihöfner, 2009; Nickel et al., 2012). Diese Vorgänge können dann sekundär zentral-nervöse Veränderungen induzieren. Gerade durch ihren Ansatzpunkt am Ort der Schmerzentstehung können sorgfältig ausgewählte analgetische Lokaltherapien neuropathische Schmerzen sehr effizient behandeln.

3.1.5. Klinische Symptome von neuropathischen Schmerzen

Neuropathische Schmerzsyndrome sind dadurch gekennzeichnet, dass oftmals parallel sowohl positive als auch negative sensorische Symptome vorkommen können (Lanz und Maihöfner, 2009; Nickel et al., 2012). Als Negativsymptome bezeichnet man Ausfallserscheinungen in verschiedenen Submodalitäten der Somatosensorik wie Hypästhesie, Hypalgesie, Thermhypästhesie und Pallhypästhesie. Zu den Positivsymptomen zählen spontane Symptome wie Parästhesien, Dysästhesien, meist als brennend beschriebene Dauerschmerzen oder einschießende Schmerzattacken. Zusätzlich zählt die große Gruppe der evozierbaren Schmerzen (Hyperalgesie oder Allodynie) zu den Positivsymptomen. Die verschiedenen Negativ- und Positivsymptome mit ihren jeweiligen Definitionen werden in den Tab. 3.1 und 3.2 erläutert.

Hypästhesie	reduzierte Empfindung nicht schmerzhafter Reize
Pallhypästhesie	reduzierte Empfindung eines Vibrationsreizes
Hypalgesie	reduzierte Empfindung schmerzhafter Reize
Thermhypästhesie	reduzierte Empfindung eines Warm- oder Kaltreizes

Tab. 3.1: Definition verschiedener Negativsymptome.

Spontane Symptome	
Parästhesie	nicht schmerzhafte, anhaltende, kribbelnde Empfindung
Dysästhesie	schmerzhafte Parästhesie
Dauerschmerz	(brennend, stechend)
Schmerzattacken	einschießend
Evozierbarer Schmerz	
Hyperalgesie	ein normalerweise leicht schmerzhafter Reiz löst starken Schmerz aus
Allodynie	ein normalerweise nicht schmerzhafter Reiz löst Schmerz aus

Tab. 3.2: Definition verschiedener Positivsymptome.

3.1.6. Diagnostik neuropathischer Schmerzen

Für die Diagnostik von neuropathischen Schmerzen existieren grundsätzlich zwei Fragen:

1. Ist der Schmerz neuropathisch?
2. Wo ist die Läsion?

Zunächst sind eine ausführliche allgemeine Anamnese, eine spezielle Schmerzanamnese mit Schmerzzeichnung und eine klinisch neurologische Untersuchung erforderlich. In der klinisch-neurologischen Untersuchung wird nach den spezifischen Zeichen des neuropathischen Schmerzes (☞ Kap. 3.1.5. und Tab. 3.1+3.2) gesucht. Spezielle Schmerzfragebögen (z.B. *Pain Detect*) können helfen, eine neuropathische Schmerzkomponente bei Patienten zu identifizieren.

Schließlich findet eine erweiterte Diagnostik durch den Neurologen mit elektrophysiologischen Zusatzuntersuchungen statt. In Spezialzentren kann eine quantitative sensorische Testung (QST) durchgeführt werden. Die QST ist ein psychophysiologisches Verfahren, mit Hilfe dessen man verschiedene mechanische und thermische Aspekte der gesamten Somatosensorik abbilden kann. Es gelingt damit, individuelle Schmerzmechanismen zu charakterisieren.

Zusätzlich existieren zahlreiche Spezialuntersuchungen, die meist allerdings nur an großen Kliniken oder Forschungslaboratorien zur Verfügung stehen. Bei speziellen Fragestellungen können in diesem Zusammenhang Hautbiopsien, Laser-evozierte Potentiale, Messungen von Axonreflexen und Schweißfasern sowie genetische Untersuchungen durchgeführt werden. Grundsätzlich muss dabei eine differenzierte Indikationsstellung durch einen erfahrenen Neurologen bzw. Schmerzmediziner erfolgen.

3.1.7. Therapie des neuropathischen Schmerzes

Im Jahr 2019 wurde die S2k-Leitlinie "Diagnose und nicht-interventionelle Therapie neuropathischer Schmerzen" von der *Deutschen Gesellschaft für Neurologie* herausgegeben (www.dgn.org/leitlinien/). Die Leitlinie fasst die aktuelle Diagnostik und Therapie neuropathischer Schmerzen zusammen.

Die pharmakologische Therapie beinhaltet als erste Wahl Antikonvulsiva mit Wirkung auf neuronale Kalziumkanäle (Gabapentin/Pregabalin) sowie trizyklische Antidepressiva und der selektive Serotonin-/Noradrenalinwiederaufnahmehemmer Duloxetin. Duloxetin ist in diesem Kontext in Deutschland nur zugelassen zur Behandlung der schmerzhaften diabetischen Neuropathie.

In der topischen Therapie sind 5%iges Lidocain-Hydrogel und Capsaicin 8%iges Pflaster wirksam und bei fokalen Nervenläsionen bei geringeren Nebenwirkungen bevorzugt einsetzbar.

Ebenfalls wirksam sind Opioide, wobei aber Nebenwirkungen und ein Abhängigkeitspotential beachtet werden sollten. Hochpotente Opioide sowie das niederpotente Opioid Tramadol, welches zusätzlich noch über eine noradrenerge und serotonerge Aufnahmehemmung auf die endogene deszendierende Schmerzhemmung wirkt, können als Medikamente der dritten Wahl empfohlen werden.

Darüber hinaus gibt es Pharmakotherapien, die im Einzelfall zu erwägen sind. Dazu zählen der Einsatz von Carbamazepin, Oxcarbazepin, Lamotrigin, Venlafaxin und Cannabinoiden. Ergänzende Maßnahmen sind die Applikation der transkutanen elektrischen Nervenstimulation (TENS), Psychotherapie und eine multimodale Schmerztherapie.

Jeder Patient benötigt eine individuelle Dosierung in Abhängigkeit von Wirkung und Nebenwirkungen.

Neben den systemischen Pharmakotherapien sind topische Substanzen für den Einsatz beim neuropathischen Schmerz besonders attraktiv (Sawoyk, 2014).

Der Einsatz wird in den entsprechenden Kapiteln dieses Buches ausführlich beschrieben. Die Einbettung der analgetischen Lokaltherapie in Behandlungsalgorithmen wird im Kap. 8. thematisiert.

Darüber hinaus gilt auch beim neuropathischen Schmerz dass sogenannte **biopsychosoziale Schmerzmodell.** Daher ist bei Patienten mit chronisch neuropathischen Schmerzen auch häufig eine multimodale Schmerztherapie indiziert, die gezielt psychosoziale Konsequenzen berücksichtigt.

3.2. Chronische Migräne

3.2.1. Epidemiologie und Krankheitsentität

Migräne ist eine der häufigen Kopfschmerzerkrankungen, die mit hoher Beeinträchtigung durch Schmerz und Begleitsymptomen während der Attacken einhergeht. Ca. 12 % der Bevölkerung leidet unter einer Migräne, Frauen sind häufiger betroffen als Männer (Lipton, 2007).

Überwiegend handelt es sich um einseitige, pulsierende Kopfschmerzen, die bei körperlicher Aktivität zunehmen. Zusätzlich bestehen Licht- und Geräuschempfindlichkeit, häufig auch Übelkeit und Erbrechen.

Migräneattacken halten beim Erwachsenen 4-72 Stunden an, können bei Kindern auch kürzer ausgeprägt sein (ICHD-3; 2018). Insbesondere bei Zunahme der Häufigkeit von Migräneattacken ist dies mit niedriger gesundheitsbezogener Lebensqualität (*Health-Related Quality of Life*, HRQoL) verbunden sowie mit hohen Kosten im Gesundheitssystem (Blumenfeld, 2011). Ganz besonders trifft dies für die Subgruppe der Patienten mit einer chronischen Migräne (ICHD-3; 2018) zu. Die Diagnosekriterien einer chronischen Migräne sind in Tab. 3.3 dargestellt.

A.	Kopfschmerzen (Spannungskopfschmerz- und/oder Migräneartig) an ≥15 Tagen pro Monat über >3 Monate, die die Kriterien B. und C. erfüllen
B.	Auftreten der Kopfschmerzen bei einem Patienten, bei dem die Diagnose einer Migräne mit oder ohne Aura gestellt werden kann
C.	An mehr als 8 Tagen im Monat über mindestens 3 Monate Erfüllung mindestens eines der folgenden Kriterien: • 1. Kriterium C. und D. für Migräne ohne Aura • 2. Kriterium B. und C. für Migräne mit Aura • 3. Schilderung einer Migräne sowie Ansprechen auf ein Triptan oder Ergotamin
D.	Nicht besser erklärt durch eine andere ICHD-3-Diagnose

Tab. 3.3: Diagnosekriterien der chronischen Migräne (2; ICHD-3 beta, 2013).

Bei der **chronischen Migräne** bestehen seit mindestens 3 Monaten an 15 oder mehr Tagen im Monat Kopfschmerzen, von denen wenigstens an 8 Tagen die Kriterien einer Migräne mit oder ohne Aura erfüllt werden müssen. Der Phänotypus der Migräne kann sich bei Anstieg der Attackenfrequenz zu einer chronischen Migräne verändern: Der Kopfschmerz der chronischen Migräne ist häufiger bilateral ausgeprägt und die Begleitsymptome (Übelkeit, Licht- und Geräuschempfindlichkeit, belastungsabhängige Kopfschmerzzunahme) sind weniger ausgeprägt, so dass die Abgrenzung zu einem chronischen Kopfschmerz vom Spannungstyp schwierig sein kann. Diese Veränderung kann sowohl auf der Zunahme der Attackenfrequenz selbst als auch unter dem Einfluss des häufigen Einsatzes von Akutmedikation erfolgen. Die chronische Migräne betrifft – je nachdem welche Definition in epidemiologischen Studien verwendet wurde – 0,4 bis 2,9 % der Bevölkerung (Katsarava, 2011). Da das Krankheitsbild der chronischen Migräne erst in den letzten Jahren zunehmend Beachtung gefunden hat, ist die Diagnose bei der Mehrzahl der Patienten nicht gestellt. Dies stellt ein erhebliches Problem für die weitere Behandlung und den Zugang zu dieser Behandlung dar (Bigal, 2008).

Um die Diagnose der chronischen Migräne im klinischen Alltag zu erleichtern, wurden vereinfachte Diagnosekriterien diskutiert. Eine modifizierte Form wird in Tab. 3.4 vorgeschlagen (modifiziert nach Diener, 2015).

Kopfschmerzbild	Zeitkriterium
Kopfschmerzen	≥15 Tage im Monat seit ≥3 Monaten
Kopfschmerzen mit Migränecharakter	≥8 Tage im Monat
Kopfschmerzdauer	≥4 Stunden am Tag

Tab. 3.4: Vereinfachte klinische Kriterien der chronischen Migräne. Modifiziert nach Diener, 2015.

Bei der Diagnosestellung sollten also die Kopfschmerzhäufigkeit, die klinische Ausprägung des Kopfschmerzes, der Gebrauch an Akutmedikation sowie die psychische Beeinträchtigung (komorbide Depression und Angststörung) und die Reduktion der Lebensqualität erfasst werden. Häufig ist es zur Erfassung der Kopfschmerzfrequenz hilfreicher, die Patienten nach der Anzahl der wirklich kopfschmerzfreien Tage im Monat zu befragen. Zur Diagnosestellung und Behandlungsplanung ist ein Kopfschmerztagebuch sehr hilfreich, Tagebücher können in verschiedenen Sprachen, z.B. von der Homepage der Deutschen Migräne und Kopfschmerzgesellschaft, heruntergeladen werden (http://www.dmkg.de/downloadbereich).

3.2.2. Differentialdiagnosen der chronischen Migräne

Die Differentialdiagnose der chronischen Migräne umfasst den chronischen Kopfschmerz vom Spannungstyp, die *Hemicrania continua* und den täglichen neu aufgetretenen persistierenden Kopfschmerz *(New Daily Persistent Headache)* (ICHD-3; 2018).

Die Diagnose der chronischen Migräne wird aufgrund der genannten klinischen Kriterien (☞ Tab. 3.1) gestellt. Zum Ausschluss der Differentialdiagnosen sind im Einzelfall eine cerebrale MRT-Untersuchung sowie eine Lumbalpunktion erforderlich. Geht eine chronische Migräne aus einer langjährig verlaufenden episodischen Migräne hervor, ist auf die Zusatzdiagnostik häufig verzichtbar. Zusatzdiagnostik wird insbesondere dann erforderlich, wenn *de novo* eine chronische Migräne beginnt oder sich aus der Anamnese und von Seiten der Begleiterkrankungen weitere Auffälligkeiten ergeben. Die Diagnose eines Kopfschmerzes durch Medikamentenübergebrauch wird zusätzlich zur Diagnose einer chronischen Migräne gestellt (ICHD-3; 2018).

Von einem **Kopfschmerz durch Medikamentenübergebrauch** wird dann gesprochen, wenn an 10 oder mehr Tagen im Monat Mischanalgetika, Opioide oder Triptane *oder* an 15 oder mehr Tagen im Monat einfache Analgetika eingenommen werden (ICHD-3; 2018). Die Einnahmefrequenz von Akuttherapie zur Behandlung von Migräneattacken ist einer der wesentlichen Risikofaktoren der Migränechronifizierung. Weitere Faktoren, die einen Kopfschmerz durch Medikamentenübergebrauch und die Migränechronifizierzung begünstigen, sind Übergewicht, körperliche Inaktivität und vor allem psychiatrische Komorbidität (Diener et al, 2016).

3.2.3. Krankheitsbezogene Beeinträchtigung

Zahlreiche Studien konnten mittlerweile die Zunahme der kopfschmerzbezogenen Beeinträchtigung, die Zunahme des Bedarfs an ärztlicher Behandlung, den Anstieg der Kosten im Gesundheitswesen, die Beeinträchtigung im Familienleben und den Verlust von Produktivität im Berufsleben der chronischen Migräne im Vergleich zur episodischen Migräne belegen (Diener, 2015). Komorbide Risikofaktoren einer chronischen Migräne sind Übergewicht, cerebrale Ischämie, kardiovaskuläre Erkrankungen, Schlafstörungen, weitere chronische Schmerzerkrankungen, häufiger Rückenschmerz, Asthma, Depression, Angst, posttraumatische Belastungsstörung und Myoarthropathie des Kausystems (Diener, 2015).

Bei der episodischen Migräne kommt es mit der Zunahme der Kopfschmerzfrequenz zur Zunahme der psychischen Beeinträchtigungen in den Bereichen Angst und Depression, wie in einer in Deutschland durchgeführten Studie gezeigt werden konnte (Ruscheweyh, 2014); parallel hierzu kommt es mit Zunahme der Attackenhäufigkeit zu einem Rückgang der Lebensqualität. Einschränkend muss festgehalten werden, dass zur Datenerhebung in dieser Studie psychometrische Screening-Fragebögen verwendet wurde. Wird aufgrund der Häufigkeit der Übergang zur chronischen Migräne erreicht, geht die lineare Beziehung zwischen Attackenhäufigkeit, psychischer Beeinträchtigung und Abnahme der Lebensqualität verloren. Es scheint also so zu sein, dass ein weiterer Anstieg der therapeutischen Bestrebungen darauf ausgerichtet sein muss, die Attackenfrequenz so weit abzusenken, dass mit der Reduktion der Kopfschmerztage im Bereich der episodischen Migräne auch wieder eine lineare Zunahme der Lebensqualität zu erreichen ist.

3.2.4. Therapie der chronischen Migräne

Die Diagnose einer chronischen Migräne geht auch mit therapeutischen Konsequenzen einher, da die als Behandlung der ersten Wahl empfohlenen Migräneprophylaktika bei der episodischen Migräne (d.h. bei Migränepatienten, die an weniger als 15 Tagen im Monat unter Migräne leiden) nur zum Teil einen Effekt bei der chronischen Migräne zeigen. Bislang konnte nur für **Topiramat und Botulinumtoxin** sowie mit Einschränkungen für Valproinsäure und Amitriptylin ein Beleg für die Wirksamkeit bei der chronischen Migräne gezeigt werden (Diener, 2013). Neu besteht nun die Möglichkeit, mit monokonalen Antikörpern gegen den CGR- (Eptinezumab, Fremanezumab, Galcanezumab) oder den CGRP-Rezeptor (Erenumab) sowohl die episodische als auch die chronische Migräne zu behandeln. Ein Wirksamkeitsnachweis wurde in klinischen Studien für Eptinezumab, Erenumab, Fremanezumab und Galcanezumab erbracht. Eptinezumab wird intravenös alle 3 Monate appliziert und ist in Deutschland noch nicht erhältlich. Erenumab steht zur monatlichen subkutanen Injektion in einer Dosierung von 70 und 140 mg zur Verfügung. Bei Galcanezumab werden im ersten Behandlungsmonat 2x 120 mg subcutan injiziert, danach monatlich 120 mg, Fremanezumab kann mit 225 mg monatlich oder quartalsweise mit 3x 225 mg subkutan angewendete werden. Alle drei verfügbaren Präaparate stehen zur Anwendung durch den Patienten selbst als Fertigpen zur Verfügung. Die Kostenübernahme durch die gesetzlichen Krankenkassen ist nur dann möglich, wenn Betablocker (Propranolol oder Metoprolol), Topiramat, Flunarizin und Amitriptylin (bei der chronischen Migräne zusätzlich auch eine Behandlung mit Onabotulinumtoxin) zuvor unwirksam waren, nicht vertragen wurden oder zu Nebenwirkungen führten. Alle Antikörper sind gut verträglich, gelegentlich kommt es zu loaklen Reaktionen an der Injektionsstelle (Schmerz, Rötung), selten auch zu allergischen Reaktionen. Berichtet wird darüber hinaus über Obstipation, die anderen Nebenwirkungen scheinen nicht häufiger als unter Placebo aufzutreten. Aufgrund theoretischer Risiken und bislang unzureichenden klinischen Erfahrungen sollte kein Einsatz bei Patienten mit chronisch-entzündlichen Darmerkrankungen oder schwerwiegenden kardiovaskulären Erkrankungen erfolgen. Auch bei zusätzlichem Kopfschmerz durch Medikamentenübergebrauch können diese Antikörper wirksam sein (Diener et al., 2019).

Die Therapieoptionen zur Prophylaxe von episodischer und chronischer Migräne sind in Tab. 3.5 dargestellt.

Episodische Migräne	Chronische Migräne
• Betablocker (Metoprolol, Propranolol, Bisoprolol) • Kalziumantagonisten (Flunarizin) • Antikonvulsiva (Topiramat)	• Antikonvulsiva (Topiramat) • Botulinumtoxin A

Tab. 3.5: Empfehlungen zur Prophylaxe der 1. Wahl bei episodischer und chronischer Migräne. Modifiziert nach Diener, 2015.

Eine weitere Optionen stellt die Behandlung mit **Amitriptylin** bei der chronischen Migräne dar, die Datenlage und damit in den Leitlinien abgeleitete Empfehlungsstärke ist für Topiramat und Botulinumtoxin A jedoch besser. Eine ausführliche Darstellung zur Behandlung der chronischen Migräne mit Botulinumtoxin A erfolgt im Kap. 6. (Lokaltherapie mit Botulinumtoxin).

Topiramat konnte eine eindeutige Überlegenheit gegenüber Placebo sowohl bei der chronischen als auch bei der episodischen Migräne zeigen; dies spiegelte sich auch in der Reduktion der kopfschmerzbezogenen Beeinträchtigung, gemessen mit dem MIDAS-Fragebogen, wieder. Eine lediglich unimodal auf die Verordnung eines Prophylaktikums ausgerichtete Behandlung der chronischen Migräne wird dem Krankheitsbild in aller Regel nicht gerecht. Notwendig sind bereits bei der Auswahl der Medikation die Berücksichtigung der somatischen und psychischen Komorbidität (Schlafstörung, Übergewicht und andere) und die gezielte zusätzliche Behandlung dieser komorbiden Erkrankungen. Insbesondere wenn ein zusätzlicher Kopfschmerz durch Medikamentenübergebrauch diagnostiziert werden kann, ist ein multimodaler Behandlungsansatz, der neben der medikamentösen Behandlung psychologische, psychoedukative und physiotherapeutische Verfahren umfasst, einer unimodalen Behandlung überlegen (Diener, 2015; Gaul, 2015).

3.3. Literatur

Bigal ME, Serrano D, Reed M, Lipton RB. Chronic migraine in the population: burden, diagnosis, and satisfaction with treatment. Neurology 2008;71:559-66.

Blumenfeld A, Varon S, Wilcox TK et al. Disability, HRQoL and resource use among chronic and episodic migraineurs: results from the International Burden of Migraine Study (IBMS). Cephalalgia 2011;31:301-15.

Breivik H, Collett B, Ventafridda V, Cohen R, Gallacher D. Survey of chronic pain in Europe: prevalence, impact on daily life, and treatment. Eur J Pain 2006;10:287-333.

Diagnose und nicht interventionelle Therapie neuropathischer Schmerzen. S2k-Leitlinie, 2019. In: Deutsche Gesellschaft für Neurologie (Hrsg.), Leitlinien für Diagnostik und Therapie in der Neurologie. Online: https://www.dgn.org/leitlinien/3805-ll-030-114-diagnose-und-nicht-interventionelle-therapie-neuropathischer-schmerzen-2019.

Diener HC, Holle D, Müller D, Nägel S, Rabe K. [Chronic migraine]. Nervenarzt 2013;84:1460-6.

Diener HC, Holle D, Solbach K, Gaul C. Medication-overuse Headache: Risk Factors, Pathophysiology and Management. Nat Rev Neurol 2016 Oct;12(10):575-83)

Diener HC, May A et al. Prophylaxe der Migräne mit monoklonalen Antikörpern gegen CGRP oder den CGRP-Rezeptor. Ergänzung der S1-Leitlinie Therapie der Migräneattacke und Prophylaxe der Migräne, 2019. In: Deutsche Gesellschaft für Neurologie (Hrsg.), Leitlinien für Diagnostik und Therapie in der Neurologie. Online: www.dgn.org/leitlinien (abgerufen am 31.05.2020).

Diener HC, Solbach K, Holle D, Gaul C. Integrated care for chronic migraine patients: Epidemiology, burden, diagnosis, and treatment options. Clin Med 2015;15: 344-50.

Finnerup NB, Attal N, Haroutounian S, McNicol E, Baron R, Dworkin RH, Gilron I, Haanpää M, Hansson P, Jensen TS, Kamerman PR, Lund K, Moore A, Raja SN, Rice AS, Rowbotham M, Sena E, Siddall P, Smith BH, Wallace M. Pharmacotherapy for neuropathic pain in adults: a systematic review and meta-analysis. Lancet Neurol 2015;14:162-73.

Finnerup NB, Haroutounian S, Kamerman P, Baron R, Bennett DLH, Bouhassira D, Cruccu G, Freeman R, Hansson P, Nurmikko T, Raja SN, Rice ASC, Serra J, Smith BH, Treede RD, Jensen TS. Neuropathic Pain: An Updated Grading System for Research and Clinical Practice. Pain 2016;157:1599-606.

Gaul C, Liesering-Latta E, Schäfer B, Fritsche G, Holle D. Integrated multidisciplinary care of headache disorders: A narrative review. Cephalalgia 2016;36(12):1181-1191.

Headache Classification Committee of the International Headache Society (IHS): The International Classification of Headache Disorders, 3rd edition. Cephalalgia 2018;38:1-211.

Katsarava Z, Manack A, Yoon MS, Obermann M, Becker H, Dommes P, Turkel C, Lipton RB, Diener HC. Chronic migraine: classification and comparisons. Cephalalgia 2011;31:520-9.

Lanz S, Maihöfner C. Symptome und pathophysiologische Mechanismen neuropathischer Schmerzsyndrome. Nervenarzt 2009; 80:430-444.

Lipton RB, Bigal ME, Diamond M et al. Migraine prevalence, disease burden, and the need for preventive therapy. Neurology 2007;68:343-9.

Nickel FT, Seifert F, Lanz S, Maihöfner C. Mechanisms of neuropathic pain. Eur Neuropsychopharmacol 2012;22: 81-91.

Ohayon MM, Stingl JC. Prevalence and comorbidity of chronic pain in the German general population. J Psychiatr Res 2012;46:444-50.

Ruscheweyh R, Müller M, Blum B, Straube A. Correlation of headache frequency and psychosocial impairment in migraine: A cross-sectional study. Headache 2014;54:861-71.

Sawynok J. Topical analgesics for neuropathic pain: preclinical exploration, clinical validation, future development. Eur J Pain 2014;18:465-81.

The international classification of headache disorders, 2nd edn. Cephalalgia 2004;24(Suppl 1):9-160.

Treede RD, Jensen TS, Campbell JN, Cruccu G, Dostrovsky JO, Griffin JW, Hansson P, Hughes R, Nurmikko T, Serra J. Neuropathic pain: redefinition and a grading system for clinical and research purposes. Neuro 2008; 70:1630-5.

4. Topische Lokaltherapie mit Capsaicin

4.1. Capsaicin als Therapeutikum

Historisch gesehen werden Capsaicin-haltige Extrakte, beispielsweise aus Chilischoten, in der Menschheitsgeschichte schon sehr lange eingesetzt (Anand und Bley, 2011). Neben der Verwendung als Gewürz oder Gemüse ergaben sich auch medizinische Applikationen. So nutzten z.B. die Ureinwohner Amerikas die Paprikapflanze als Heilmittel bei Gelenkschmerzen (Anand und Bley, 2011). Der vermutlich erste wissenschaftliche Bericht über eine analgetische Wirkung geht auf das Jahr 1850 zurück (Anand und Bley, 2011; Turnbull, 1850). Dabei wurde ein alkoholischer Extrakt von Pfefferschoten als Behandlungsmöglichkeit für brennende oder juckende Extremitäten empfohlen.

Im Laufe der Zeit wurden zahlreiche galenische Formulierungen für die topische Applikation von Capsaicin entwickelt. Generell ist die Konzentration der meisten Präparate relativ niedrig (meist zwischen 0,025 bis 0,1%). In klinischen Studien zeigte sich für Capsaicin-haltige Präparate ein analgetischer Effekt für eine ganze Reihe von verschiedenen Schmerzsyndromen, u.a. für die postherpetische Neuralgie und die diabetische Neuropathie (Derry et al., 2013). Relativ unpraktisch ist dabei die oftmals mehrmals tägliche Eigenapplikation (zwei- bis fünfmal pro Tag). Häufig führt dies auch zu einer Kontamination der Umgebung des Patienten mit Capsaicin.

Entsprechend wurde daher untersucht, ob eine einmalige Applikation einer hochkonzentrierten Capsaicin-Crème (5 bis 10%) langfristig analgetisch wirksam ist. Dies wurde 1998 bei Patienten mit sonst nicht-therapierbaren schweren Schmerzen getestet (Robbins et al., 1998). Tatsächlich zeigte sich eine deutliche Schmerzreduktion. Problematisch war allerdings die Tatsache, dass die Patienten aufgrund starker Schmerzen während der Applikation eine regionale Anästhesie benötigten. Ebenfalls erfolgte eine Kontamination der Luft des Behandlungsraums.

Schließlich wurde ein 8%iges hochdosiertes Capsaicin-Pflaster entwickelt, welches sich wesentlich besser für eine einmalige Behandlung eignet. In den klinischen Studien wurde das Präparat NGX-4010 bezeichnet (McCormack, 2010). Als Handelsname wurde mittlerweile "Qutenza®" eingeführt.

Basierend auf den klinischen Studien erhielt das 8%ige Capsaicin-Pflaster am 15. Mai 2009 die Zulassung für die gesamte europäische Union. Die Indikation war damals die Behandlung von peripheren neuropathischen Schmerzen bei Erwachsenen, die nicht an Diabetes mellitus erkrankt sind. Das Präparat wurde als Monotherapie oder in Kombination mit anderen Arzneimitteln gegen Schmerzen zugelassen. Aufgrund von weiteren Studien erfolgte schließlich am 20. August 2015 eine Erweiterung der Indikation auch für Patienten mit einem Diabetes mellitus.

4.2. Wirkmechanismus von Capsaicin

Capsaicin ist ein Agonist am **TRPV1-Rezeptor** (Anand und Bley, 2011; Lanz und Maihöfner, 2009; Nickel et al., 2012). Dieser Kanal wurde 1997 kloniert und sequenziert (☞ Kap. 2.) (Caterina et al., 1997). Der Kanal wird typischerweise durch Hitze und Protonen aktiviert. Daneben gibt es eine Reihe von endogenen Liganden, wie beispielsweise Anandamid oder langkettige ungesättigte Fettsäuren und Substanzen aus dem Lipoxygenase-Stoffwechsel. Nozizeptive C- und Aδ-Fasern exprimieren selektiv den TRPV1-Kanal. Nach einer Aktivierung des Kanals durch Bindung von endogenen oder exogenen Agonisten kommt es zu einem Einstrom von Kationen (Calcium und Natrium) in nozizeptive sensorische Fasern. Durch die Depolarisation wird ein Aktionspotential generiert, welches schließlich nach zentral geleitet wird. Psychophysisch wird eine Aktivierung des TRPV1-Rezeptors als Brennen, Stechen, Hitze oder auch Jucken wahrgenommen.

Eine **Sensibilisierung des TRPV1-Rezeptors** führt zu einer Hitzehyperalgesie, einem Kardinalsymptom einer peripheren Sensibilisierung (☞ Kap. 2.). Dies kann beispielsweise im Rahmen einer postherpetischen Neuralgie auftreten (Lanz und Maihöfner, 2009). Generell kommt es bei Neuropathien zu einer substanziellen Veränderung des Phänotyps der nozizeptiven Fasern. Neben den

Sensibilisierungsprozessen können auch Spontanentladungen von C-Fasern oder Denervierungsprozesse beobachtet werden (☞ Kap. 2.). Auch über eine veränderte Expression des TRPV1-Rezeptors bei Neuropathien wurde berichtet (Anand und Bley 2011; Lanz und Maihöfner, 2009; Nickel et al., 2012).

Die topische Applikation eines hochkonzentrierten Capsaicin-Präparates führt zu substanziellen Veränderungen an TRPV1-positiven Nervenfasern in der Peripherie (Anand und Bley 2011). Initial kommt es zu einer Inaktivierung von spannungsabhängigen Natriumkanälen und einer direkten Desensibilisierung des TRPV1-Rezeptors. Bedingt durch einen sehr starken Calciumeinstrom kommt es auch zu einer Aktivierung von intrazellulären Proteasen. Dies wird durch die Freisetzung von Calcium aus intrazellulären Kompartimenten noch verstärkt. Ebenfalls kommt es zu einer mitochondrialen Dysfunktion. Bedingt durch die mitochondriale Dysfunktion und durch eine Spaltung von Zytoskelettanteilen resultiert schließlich eine **Defunktionalisierung von Nervenfasern** durch eine Hochdosisapplikation von Capsaicin. Diese Defunktionalisierung kann offensichtlich gut die pathophysiologischen Vorgänge beim neuropathischen Schmerz beeinflussen.

Die Defunktionalisierung von Nervenfasern durch Capsaicin-Applikation zeigt sich auch in **immunhistochemischen Untersuchungen**. In Hautbiopsien demonstrierten Kennedy und Kollegen (Kennedy et al., 2010), dass die epidermale Faserdichte unter einer Hochdosis Capsaicin-Applikation nach einer Woche um 80 % reduziert ist. In der 24. Woche sind ca. 93 % der Fasern vollständig regeneriert.

Jüngste Daten aus einer Studie bei Patienten mit Chemotherapie-induzierter Polyneuropathie (Anand et al., 2019) konnten sogar aufzeigen, dass es nach einer Behandlung mit topischen Capsaicin nicht nur zu einer Regeneration, sondern möglicherweise sogar zu einer deutlichen Erhöhung der Nervenfaserdichte im Vergleich zu dem Vorzustand kommen kann. Verschiedene immunhistochemische Marker hatten sich im Verlauf, gemessen an prä- und posttherapeutisch entnommenen Hautbiopsien, durch die Capsaicin-Behandlung normalisiert. Weitere Details zu der Studie finden sich in Kapitel 4.6.4.

4.3. Pharmakokinetik

Capsaicin ist eine **lipophile Substanz**. Daher verwundert es nicht, dass die Substanz auch gut in die Haut diffundieren kann.

Aus klinischen Phase-I- und -II-Studien liegen Informationen über **Serumspiegel** nach Applikation von 8%igem Capsaicin-Pflaster über 60 Minuten vor. Hier zeigte sich, dass es allenfalls vorübergehend zu sehr niedrigen Plasmaspiegeln von Capsaicin kommen kann. Die Serumspiegel liegen unter 5 ng/ml. Die Serumspiegel waren allerdings nur bei 20 % der untersuchten Patienten überhaupt messbar. Vergleicht man die Serumspiegel mit der Aufnahme von Capsaicin über die Nahrung durch den Verzehr von Chilischoten, so kommt man zu dem Schluss, dass eine einmalige Capsaicin-Exposition durch das 8%ige Capsaicin-Pflaster vergleichbar mit der täglichen Capsaicin-Exposition durch den Verzehr von Chili ist.

2015 wurde die **Permeation von Capsaicin** in die menschliche Haut an *Ex-vitro*-Hautpräparaten untersucht (Wohlrab et al., 2015). Dabei wurde differenziert zwischen Felder- und Leistenhaut (d.h. plantare Haut). Nach Applikation eines 8%igen Capsaicin-Pflasters wurden Konzentrationszeitverläufe nach 30, 60 und 90 Minuten bestimmt. Ebenso wurde untersucht, ob sich die Anreicherungen bei 32 °C, 42 °C und 10 °C unterscheiden. Die Ergebnisse zeigen, dass bereits eine 30-minütige Applikation von 8%igem Capsaicin-Pflaster ausreicht, um suffiziente Konzentrationen innerhalb des Stratum corneum sowohl in der Leisten- als auch Felderhaut aufzubauen. Eine Temperaturerhöhung auf 42 °C erbringt keine relevante Dosiserhöhung. Allerdings zeigte die Reduktion der Temperatur auf 10 °C eine deutlich geringere Bioverfügbarkeit.

Zusammenfassend zeigt diese Studie damit, dass es zu suffizienten Wirkstoffkonzentrationen in den Zielstrukturen der Haut sowohl bei Applikation auf Felder- als auch Leistenhaut kommt. Eine deutliche Abkühlung kann zu einer geringen Wirkstoffkonzentration führen. Daher sollte eine Abkühlung zur Analgesie **während** der Capsaicin-Applikation so kurz als möglich erfolgen (☞ Kap. 8.1.).

4.4. Capsaicin-Präparate

4.4.1. Salben

Capsaicin-haltige Präparate sind als Salben bzw. Crèmes, Tinkturen oder Pflaster erhältlich. Ein Beispiel dafür ist die 0,05%ige Capsaicin-Salbe Capsamol®. Ein weiteres bekanntes Präparat ist die Wärmecrème Finalgon®. Häufig werden diese Präparate allerdings nicht zur Therapie von neuropathischen Schmerzsyndromen, sondern von myofaszialen Schmerzen verwendet. Die Präparate werden ein- bis viermal täglich auf die schmerzhaften Stellen aufgetragen. Da die Reinsubstanz Capsaicin über den pharmazeutischen Handel einfach bestellt werden kann, haben auch einige Schmerztherapeuten individuelle Rezepturen entwickelt, die sie in der Apotheke anfertigen lassen.

4.4.2. Capsaicin-Pflaster 179 mg (8%)

Das für eine einmalige Applikation (zwischen den Behandlungsintervallen) hochkonzentrierte Capsaicin-Pflaster hat den Handelsnamen Qutenza® 179 mg kutanes Pflaster. Es handelt sich um ein dermales, folienartiges Pflaster in einer Größe von 14 × 20 cm. Das Pflaster enthält insgesamt 179 mg trans-Capsaicin, d.h. die Capsaicin-Konzentration beträgt 8% bzw. 640 µg/cm². Es handelt sich um ein Mikroreservoir-Pflaster mit zahlreichen Capsaicin-Reservoirs und Diethylenglykolmonoethylether (DGME) als Lösungsmittel. Eine schematische Darstellung des Pflasters findet sich in Abb. 4.1. Nach Entfernung der Schutzschicht und Applikation des Pflasters auf die Haut kann somit Capsaicin sehr gut in die Haut diffundieren.

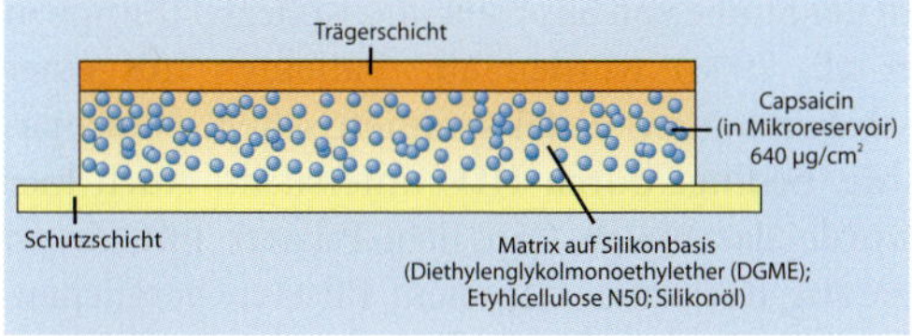

Abb. 4.1: Schematischer Aufbau des 8%igen Capsaicin-Pflasters.

4.5. Anwendung des 8%igen Capsaicin-Pflasters

Das 8%ige Capsaicin-Pflaster sollte nur auf trockener und unversehrter Haut angewandt werden. Es ist grundsätzlich sorgfältig darauf zu achten, dass ein unbeabsichtigter Kontakt mit dem Pflaster oder anderen Materialien, die mit den behandelten Hautarealen in Kontakt waren, vermieden wird. Die Inhalation von in der Luft vorhandenem Capsaicin kann zu Husten oder Niesen führen.

4.5.1. Vorbehandlung

Zunächst sollte das **schmerzhafte Hautareal beim Patienten ermittelt und markiert werden** (☞ Abb. 4.2). Basis dafür kann entweder die individuelle Schmerzzeichnung des Patienten oder eine einfache sensorische Testung mittels Q-Tip oder einem Nylon-Filament bzw. Zahnstocher sein.

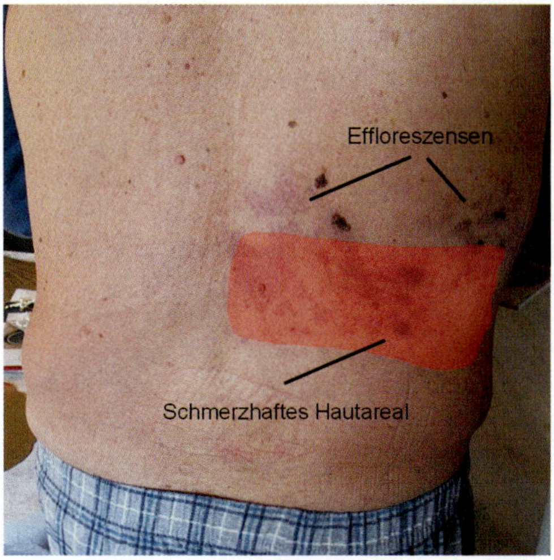

Abb. 4.2: Patient mit postherpetischer Neuralgie. Deutlich sind die abgeheilten Hauteffloreszensen zu erkennen. Das rot markierte Areal ist das schmerzhafte Hautareal, welches lokal mit einem Capsaicin-Pflaster behandelt werden kann.

Nach der initialen Zulassung des Präparates im Jahr 2009 wurde in der Fachinformation darauf hingewiesen, dass in den klinischen Studien die Patienten mit topischem Lidocain (4%) oder Lidocain (2,5)/Prilocain (2,5%) über 60 Minuten vorbehandelt wurden. Eine entsprechende **Vorbehandlung** wurde daher zunächst auch für den klinischen Alltag empfohlen.

Im Folgenden stellte sich heraus, dass diese Behandlung nicht zwingend notwendig ist. Dieser Sachverhalt wurde in der sogenannten LIFT-Studie näher untersucht (Jensen et al., 2014). Dabei wurden Patienten entweder mit topischen Lidocain 4%ig für 60 Minuten oder Tramadol 50 mg oral für 30 Minuten vorbehandelt. Es zeigte sich, dass bei beiden Vorbehandlungen die Schmerzintensitäten während der Behandlung vergleichbar waren.

Mittlerweile wurde daher die Fachinformation abgeändert. Das Behandlungsareal kann nun wahlweise mit topischen Anästhetika vorbehandelt werden, oder es kann eine orale analgetische Therapie vor der Pflasterapplikation erfolgen. Die meisten Schmerztherapeuten verzichten inzwischen komplett auf eine Vorbehandlung und greifen nur noch bei einer starken Schmerzexazerbation während der Capsaicin-Applikation ein. Neben der Applikation von Analgetika (oral oder intravenös) ist dabei in der klinischen Praxis oftmals eine lokale Kühlung (z.B. mit einem Eispack) ein probates Mittel. Die Kühlung während der Behandlung sollte allerdings nach Möglichkeit nur kurz angewandt werden (☞ Kap. 4.3. und 4.7.1.). Nachdem das Pflaster entfernt wurde, ist eine lokale Kühlung des Behandlungsareales jedoch eine gute Möglichkeit, behandlungsbedingte Beschwerden zu lindern.

4.5.2. Applikation und Entfernung des Pflasters

Auf den vorher markierten Arealen wird schließlich das individuell zugeschnittene Capsaicin-Pflaster appliziert. Es sollten maximal vier Pflaster pro Anwendung aufgeklebt werden. Die Applikationsdauer an den Füßen beträgt 30 Minuten, an anderen Körperstellen 60 Minuten.

Nach der Entfernung des Pflasters sollte die behandelte Hautregion großzügig gereinigt werden. Dazu wird das mitgelieferte Reinigungsgel auf die behandelte Hautstelle aufgetragen. Die Einwirkzeit liegt bei mindestens einer Minute. Anschließend wird das Reinigungsgel mit einem trockenen Verbandsmull vollständig abgewischt. Schließlich wird die behandelte Stelle vorsichtig mit Wasser und Seife gewaschen.

Die Anwendung selbst konnte bis dato nach frühestens 90 Tagen wiederholt werden. Laut einer aktuellen Änderung der Qutenza® Fachinformation kann dieses Zeitintervall für einzelne Patineten und nach sorgfältiger Beurteilung durch den Arzt auf 60 Tage reduziert werden. Die Haltbarkeit des Capsaicin-Pflasters wird mit vier Jahren angegeben. Es sollte flach liegend bis 25 °C aufbewahrt werden. Das geöffnete Pflaster sollte innerhalb von zwei Stunden verbraucht werden.

4.6. Wirksamkeit des 8%igen Capsaicin-Pflasters

4.6.1. Wirksamkeitsdaten aus den Zulassungsstudien

Die Schlüsselstudien, die zur Zulassung des 8%igen Capsaicin-Pflasters geführt haben, wurden an Patienten durchgeführt, die entweder an einer postherpetischen Neuralgie oder an einer HIV-assoziierten Neuropathie erkrankt waren.

Die Studie von Backonja und Kollegen (Backonja et al., 2008) war eine multizentrische, doppelblinde Studie bei 402 Patienten mit einer **postherpetischen Neuralgie**. Die Patienten wurden randomisiert und entweder 60 Minuten mit dem 8%igen Capsaicin-Pflaster (Verumarm) oder einem niedrig konzentrierten Capsaicin-Pflaster (0,04%; Kontrollarm) behandelt. Der primäre Endpunkt war die prozentuale Schmerzlinderung auf einer numerischen Ratingskala, beginnend von Studienbeginn bis zur Woche 2 bis 8. Im Verumarm zeigte sich eine durchschnittliche Schmerzreduktion von 29,6 % gegenüber 19,9 % im Kontrollarm. Dieser Unterschied war hochsignifikant. Damit gelang der Nachweis, dass eine hochkonzentrierte Capsaicin-Pflaster-Applikation zu einer schnellen und langanhaltenden Schmerzreduktion bei Patienten mit einer postherpetischen Neuralgie führt. Als Nebenwirkungen traten lokale Reaktionen an der Applikationsstelle auf.

In der Studie von Simpson und Kollegen (Simpson et al., 2008) wurden 307 Patienten mit einer **schmerzhaften distal-symmetrischen Neuropathie, bedingt durch HIV** untersucht. Auch hier wurde das 8%ige Capsaicin-Pflaster mit einem niedrig-dosierten Capsaicin-Pflaster verglichen. Primärer Endpunkt war die prozentuale Schmerzreduktion zwischen den Wochen 2 und 12 nach Applikation. Der Verumarm hatte eine 22,8%ige Schmerzreduktion, während der Kontrollarm nur eine 10,7%ige Reduktion aufwies. Es traten lediglich lokale Nebenwirkungen auf. Auch in dieser Studie gelang damit der Nachweis, dass die 8%ige Capsaicin-Pflaster-Applikation eine Analgesie bei neuropathischen Schmerzen bewirken kann.

Beide Studien waren wesentlich für die Beantragung der Zulassung für das 8%ige Capsaicin-Pflaster beim peripheren neuropathischen Schmerz.

Aufgrund der guten Studienlage wird in der S2k-Leitline der Deutschen Gesellschaft für Neurologie bezüglich der Behandlung neuropathischer Schmerzen die topische Therapie mit Capsaicin inzwischen als Mittel der zweiten Wahl eingestuft. Bei fokalen Neuropathien kann auch ein primärer Beginn mit topischen Capsaicin erwogen werden (Schlereth et al., 2019).

4.6.2. Die QUEPP-Studie

Nach der Zulassung des 8%igen Capsaicin-Pflasters stellte sich natürlich die grundsätzlich Frage, wie die Wirksamkeit des Pflasters bei verschiedenen neuropathischen Schmerzsyndromen unter Alltagsbedingungen ist.

Dies untersuchte u.a. die nicht-interventionelle QUEPP-Studie (Maihöfner und Heskamp, 2013; Maihöfner und Heskamp, 2014). Das Akronym QUEPP steht für "*Qu*tenza – *E*fficacy and Safety in *P*eripheral Neuropathic *P*ain". Die Studie wurde zwischen dem 15. Mai 2011 und dem 29. März 2012 durchgeführt. Untersucht wurde die Verträglichkeit und analgetische Wirkung nach einer einmaligen maximal einstündigen Applikation von 8%igem Capsaicin-Pflaster bei nicht-diabetischen Erwachsenen mit peripheren neuropathischen Schmerzen über 12 Wochen. Die Studie war eine nationale, in Deutschland durchgeführte, multizentrische, prospektive und nicht-interventionelle Studie. Insgesamt wurden 1.044 Patienten in die Wirksamkeitsanalyse eingeschlossen.

Auch in der QUEPP-Studie zeigte sich eine signifikante und schnelle Schmerzreduktion, die über 12 Wochen signifikant anhielt. Interessanterweise zeigte sich, dass die Ätiologie des neuropathischen Schmerzes kein Prädiktor für das Ansprechen auf das 8%ige Capsaicin-Pflaster ist. In Abb. 4.3 wird dargestellt, dass das Pflaster zu einer signifikanten Schmerzlinderung bei der Post-Zoster-Neuralgie, postoperativen Neuralgie, posttraumatischen Neuralgie, Polyneuropathie und *Mixed-pain*-Syndromen führte. Ebenfalls zeigte sich eine Wirksamkeit bei komplexem regionalen Schmerzsyndrom (CRPS), Phantomschmerzen und HIV-assoziierter Neuropathie.

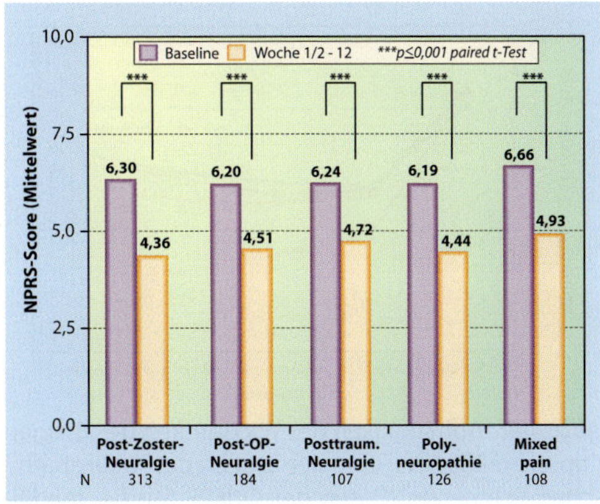

Abb. 4.3: Wirksamkeit des 8%igen Capsaicin-Pflasters bei verschiedenen neuropathischen Schmerzsyndromen, basierend auf Daten der QUEPP-Studie. Dargestellt sind Daten für Post-Zoster-Neuralgie, postoperative Neuralgie, posttraumatische Neuralgie, Polyneuropathie und *Mixed-pain*-Syndrom. Abgebildet ist die Höhe der Schmerzintensität vor und nach der 12-wöchigen Behandlungsphase. Modifiziert nach Maihöfner und Heskamp, 2013; Maihöfner und Heskamp, 2014.

Daneben verbesserte sich die Lebensqualität (gemessen mit dem SF12-Fragebogen). Im Verlauf kam es zu einer signifikanten Reduktion der Begleitmedikation, insbesondere für Opioide und Antikonvulsiva.

Eine Subgruppenenanalyse wies schließlich eine gute Wirksamkeit bei Radikulopathien nach. Dabei zeigte sich sowohl eine Analgesie bei Behandlung im schmerzhaften Areal, als auch bei Applikation am Rücken. Bei letzterer Applikation erklärt man sich die Wirkung durch eine Beeinflussung des Ramus dorsalis des betroffenen Spinalnerven.

Ein wesentliches Ergebnis der QUEPP-Studie war, dass die Dauer des neuropathischen Schmerzes die analgetische Wirksamkeit des 8%igen Capsaicin-Pflasters beeinflussen kann (☞ Abb. 4.4). Bei einer Schmerzdauer von über 10 Jahren ist das Pflaster zwar immer noch analgetisch wirksam. Die beste analgetische Wirksamkeit zeigte sich allerdings in der Subgruppe der Patienten, die eine Schmerzdauer von unter sechs Monaten hatten (☞ Abb. 4.4).

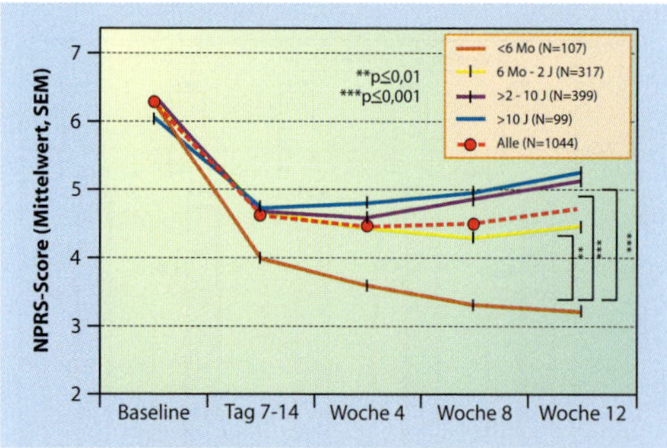

Abb. 4.4: Abhängigkeit der Wirksamkeit des 8%igen Capsaicin-Pflasters von der Dauer des neuropathischen Schmerzes (Daten der QUEPP-Studie; modifiziert nach Maihöfner und Heskamp, 2014). Aufgetragen ist die Schmerzintensität über den 12-wöchigen Behandlungsverlauf. Die rote gestrichelte Linie zeigt den Verlauf für alle Studienteilnehmer (n=1.044). Subgruppenanalysen zeigen den Verlauf für eine Schmerzdauer über 10 Jahre (blaue Linie), 2-10 Jahre (violette Linie), 6 Monate bis 2 Jahre (gelbe Linie) und unter 6 Monate (orange Linie). Eine kürzere Schmerzdauer geht klar mit einer größeren und längerer anhaltenden Schmerzreduktion einher. **SEM**: *standard error of the mean.*

4.6.3. Anwendung des Capsaicin-Pflasters bei Patienten mit Diabetes mellitus

Insbesondere zwei Studien haben sich mit dem Einsatz von 8%igen Capsaicin-Pflaster bei Patienten mit schmerzhafter diabetischer Polyneuropathie (DPN) beschäftigt, die sich im Zusammenhang mit einem Diabetes mellitus manifestieren kann. Dies sind die PACE- und die STEP-Studie.

Die **PACE-Studie** beschäftigte sich mit der **Langzeitsicherheit und Verträglichkeit von Capsaicin** bei schmerzhafter DPN (Jacobs et al., 2015; Vinik et al., 2015). Das primäre Ziel war die Untersuchung der Sicherheit einer wiederholten Anwendung (bis zu 7 Anwendungen im Absand von ≥8 Wochen) über 12 Monate zusätzlich zur Standardbehandlung im Vergleich zu einer alleinigen Standardbehandlung. In dem sogenannten "Norfolk Quality of Life"-Fragebogen für Patienten mit DPN zeigten sich keine Hinweise, dass eine wiederholte Behandlung ungünstige Auswirkungen hat. Ebenso zeigten sich keine Hinweise auf eine Verschlechterung der bestehenden Neuropathie durch eine wiederholte Capsaicin-Behandlung. Als sekundärer Endpunkt wurde u.a. die relative Veränderung der Schmerzintensität im Verlauf untersucht. Hier bestätigte sich die analgetische Wirksamkeit von Capsaicin gegenüber einer alleinigen Standardbehandlung. Bei Patienten, die sieben Applikationen des Capsaicin-Pflasters erhielten, stieg der Anteil mit einer mindestens oder ≥30%igen Schmerzreduktion kontinuierlich mit den Behandlungen an (Vinik et al., 2019) (☞ Abb. 4.5).

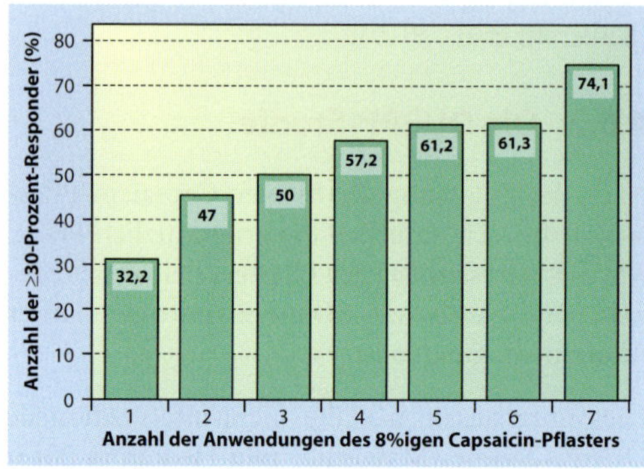

Abb. 4.5: Prozentualer Anteil von Patienten mit einer mindestens oder ≥30%igen Schmerzreduktion in Relation zur Anzahl der Behandlungen mit dem 8%igem Capsaicin-Pflaster: kontinuierlicher Anstieg bis zur 7. Behandlung. Modifiziert nach Vinik et al., 2019.

Die **STEP-Studie** beschäftigte sich mit der **Wirksamkeit** von topischen Capsaicin bei der schmerzhaften DPN (Stoker et al., 2015; Simpson et al., 2017). Die Patienten wurden in zwei Arme randomisiert: Im Verumarm wurden 186 Patienten mit einem 8%igen Capsaicin-Pflaster behandelt, im Kontrollarm bekamen 138 Patienten ein Placebo-Pflaster. Der primäre Endpunkt war eine Schmerzreduktion zwischen den Wochen 2 bis 8. Nach Analyse der Daten zeigte sich, dass der Verumarm im Vergleich zum Kontrollarm eine signifikant größere Schmerzreduktion hatte. Die mindestens oder ≥30%ige Responderrate bei der schmerzhaften DPN betrug 40,9 % und ist damit vergleichbar mit entsprechenden Studiendaten bei anderen Schmerzätiologien.

Zusammenfassend zeigten damit die PACE- und STEP-Studien die Wirksamkeit und Sicherheit von 8%igen Capsaicin-Pflaster bei Patienten mit einem Diabetes mellitus.

4.6.4. Anwendung bei der Chemotherapie-induzierten Polyneuropathie

Die Chemotherapie-induzierte Polyneuropathie (CIPN) ist ein signifikantes Problem für die Patienten. Je nach eingesetzter Chemotherapie manifestiert sich eine CIPN bei ca. 30-40 % aller Patienten (Seretny et al., 2014; Staff et al., 2017). Die gegenwärtigen Behandlungsstrategien sind größtenteils ineffektiv und mit erheblichen Nebenwirkungen behaftet.

In einer Subgruppenanalyse der QUEPP-Studie (Maihöfner und Heskamp, 2013; Maihöfner und Heskamp, 2014) konnte gezeigt werden, dass topisches Capsaicin auch bei dieser Krankheitsentität analgetisch wirksam ist. Dazu wurden die Schmerzintensitäten vor und nach einer einzelnen Behandlung mit topischen Capsaicin während einer 12-wöchigen Beobachtungszeit analysiert. Insgesamt wurden 15 Patienten eingeschlossen, den zeitlichen Verlauf im Vergleich zur gesamten QUEPP-Studienpopulation zeigt Abb. 4.6.

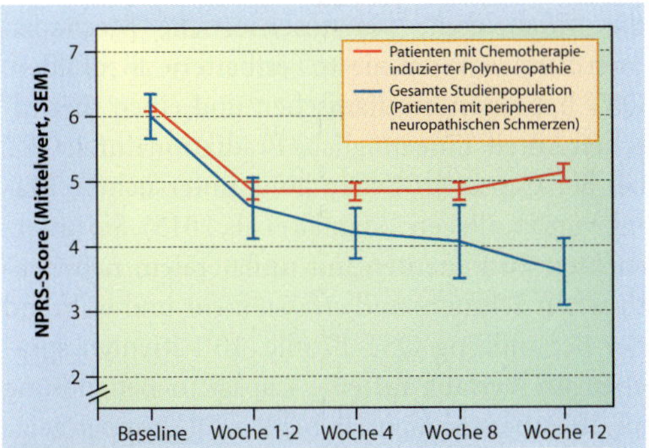

	Baseline	Woche 1-2	Woche 4	Woche 8	Woche 12
N (CIPN)	15	15	15	15	13
N (total)	1.044	1.021	999	976	993

Abb. 4.6: Durchschnittliche Schmerzintensität vor und nach einer einmaligen Behandlung mit topischen Capsaicin über einen Zeitverlauf von 12 Wochen bei Patieten mit CIPN (rot) und der gesamten Studienpopulation (dunkelblau; Patienten mit peripheren neuropathischen Schmerzen unterschiedlicher Genese). **NPSR**: *numeric pain rating scale*; **SEM**: *standard error of the mean.*

Eine weitere Studie untersuchte die Wirksamkeit des 8%igen Capsaicin-Pflasters bei Patienten mit CIPN und überprüfte die Hypothese, ob die Therapie darüber hinaus krankheitsmodifizierend wirken könnte (Anand et al., 2019).

Insgesamt wurden 16 Patienten mit einer chronischen schmerzhaften CIPN (mittlere Dauer der Neuropathie: 2,5 Jahre) mit einer 30-minütigen Applikation des 8%igen Capsaicin-Pflasters am Fuß behandelt. Die Patienten waren in Remission bezüglich ihrer Tumorerkrankung und hatten aktuell keine Chemotherapie bekommen. Die Symptome wurden im Verlauf bezüglich Schmerzintensität und verschiedener Fragebogen evaluiert. Zu Beginn der Studie und drei Monate nach der Applikation wurde eine Quantitativ-Sensorische-Testung (QST) durchgeführt und eine Hautbiopsie entnommen.

Die Patienten berichteten über eine signifikante Reduktion des Spontanschmerzes sowie von Schmerzen, die durch Berührung oder Kälte ausgelöst werden. Zu Beginn der Studie zeigten die Hautbiopsien eine Verminderung der intraepidermalen nozizeptiven Nervenfaserdichte. Nach der Pflaster-Applikation konnte anhand der Quantifizierung von spezifischen Markerproteinen in den Hautbiopsien eine signifikante Erhöhung und damit eine Normalisierung der intraepidermalen und subepidermalen Nervenfasern nachgewiesen werden. Die Parameter der QST blieben weitgehend unverändert. Es gab keine systemischen Nebenwirkungen.

Diese Studie zeigt zum einen, dass die Anwendung des 8%igen Capsaicin-Pflasters eine signifikante Linderung des CIPN-bedingten neuropathischen Schmerzes bewirkt. Das Ausmaß der Schmerzreduktion ist dabei vergleichbar mit der Wirkung des Pflasters bei anderen neuropathischen Schmerzätiologien und Ergebnissen aus weiteren Studien bei CIPN. Als besonders beeindruckendes neues Ergebnis zeigt die Studie, dass die Applikation des Capsaicin-Pflasters zudem zu einer Regeneration und phänotypische Wiederherstellung von sensorischen Nervenfasern beitragen kann. Dies wäre konsistent mit einer Krankheitsmodifikation und sollte im Rahmen größerer und randomisierten Folgestudien und auch im Vergleich zu Placebo oder anderen Behandlungen für neuropathische Schmerzen weiter untersucht werden.

4.6.5. Wiederholte Anwendung von Capsaicin

Durch eine wiederholte Anwendung von Capsaicin könnte es theoretisch zu einer langfristigen Modifikation der zugrundeliegenden Pathophysiologie des neuropathischen Schmerzes kommen. Die Frage, ob die wiederholte Anwendung zu einer langfristigen Krankheitsmodifikation führen könnte, ist in der Literatur bisher nur wenig untersucht. Es finden sich allerdings Hinweise, dass es tatsächlich im Verlauf nach einer vier bis sechsmaligen Anwendung zu einer deutlichen und anhaltenden Schmerzreduktion kommt (Treede et al., 2013). Zudem gibt es Anzeichen dafür, dass bei Mehrfachapplikation das krankhafte Areal kleiner und die Intervalle zwischen den Behandlungen größer werden können (Hansson et al., 2018; Gálvez et al., 2017; Mankowski et al. 2017). Auch die Ansprechrate und damit die Wirksamkeit kann bei wiederholter Behandlung zunehmen (Treede et al., 2013; Vinik et al. 2019). Diese interessante Fragestellung sollte daher zukünftig in größeren prospektiven Studien näher untersucht werden.

4.7. Prädiktoren für das Ansprechen auf eine topische Capsaicin-Anwendung

In letzter Zeit gab es mehrere Studien, die sich mit potentiellen Prädiktoren für ein Ansprechen auf eine Therapie mit topischen Capsaicin beschäftigt haben. Dieser Abschnitt stellt daher den aktuellen Stand bezüglich einer möglichen Therapieprädiktion basierend auf klinischen Symptomen, Anamnese, Einsatz von Schmerzfragebögen und quantitativ sensorischer Testung dar.

4.7.1. Klinische Symptome und Prädiktoren

Wie im Kap. 6.2 erläutert, zeigt die QUEEP-Studie eindrucksvoll, dass **ein möglichst früher Behandlungsbeginn** ein besseres Ansprechen auf eine topische Capsaicin-Behandlung vorhersagen kann. Die Ätiologie des neuropathischen Schmerzes war dagegen kein Prädiktor (Maihöfner und Heskamp, 2013; Maihöfner und Heskamp, 2014).

Dies wurde in einer weiteren Analyse mit 722 Patienten bei postherpetischer Neuralgie bestätigt. Auch ein jüngeres Alter war hier ein positiver Prädiktor für ein gutes Ansprechen. Negativer Prädiktor war u.a. eine begleitende Opioidtherapie (Martini et al., 2012; Martini et al., 2013).

4.7.2. Prädiktion mit Schmerzfragebögen

In einer Subgruppenanalyse der QUEEP-Studie wurde untersucht, ob ein individuelles Profil im *Pain-Detect*-Fragebogen ein positiver Prädiktor für ein Therapieansprechen sein könnte. Grundsätzlich zeigte sich, dass topisches Capsaicin auf alle im *Pain-Detect*-Fragebogen enthaltenen Schmerzadjektive positiv einwirken kann. Darunter fanden sich Reduktionen von Brennen, Kribbeln, mechanischer Allodynie, Schmerzattacken, thermischer Hyperalgesie, Taubheit und druckevoziertem Schmerz. Obwohl nicht signifikant, zeigte sich, dass das **Brennen und eine druckevozierte Schmerzhaftigkeit** mit einem besseren Therapieansprechen assoziiert sind (Höper et al., 2014).

4.7.3. Prädiktion durch quantitativ sensorische Testung

Die quantitativ sensorische Testung (QST) bietet die Möglichkeit, somatosensorische Mechanismen durch eine definierte Testbatterie abzubilden. QST hat einen mechanischen und einen thermischen Anteil. Eine mögliche Prädiktion durch QST bei der Capsaicin-Behandlung untersuchten Mainka und Kollegen (Mainka et al., 2015). Sie untersuchten 20 Patienten mit unilateralem neuropathischen Schmerz und erfassten vor und während der Behandlung QST-Profile. 10 Patienten sprachen im Verlauf auf eine Capsaicin-Behandlung an, 10 Patienten nicht. In beiden Subgruppen zeigte sich eine Abnahme der Kalt- und Warmdetektionsschwellen als Hinweis auf eine Defunktionalisierung von kleinen Nervenfasern. Die Veränderung der Schwellen korrelierte allerdings nicht mit der Schmerzreduktion. Im eigentlichen QST-Profil gelang es schließlich, zwei Prädiktoren herauszuarbeiten. Die Präsenz einer **Kältehyperalgesie und einer mechanischen Hyperalgesie** war mit einem besseren Therapieansprechen assoziiert.

Zusammenfassend ergeben sich damit bisher folgende **Prädiktoren** für das Ansprechen auf eine Capsaicin-Therapie:

- ein früher Therapiebeginn
- die Präsenz einer mechanischen Hyperalgesie

- die Präsenz einer Kältehyperalgesie

Weitere Studien zur Prädiktor-Analysen laufen aktuell in verschiedenen Kliniken.

4.8. Unerwünschte Arzneimittelwirkungen und Vergleich mit systemischen Therapieansätzen

4.8.1. Unerwünschte Arzneimittelwirkungen während einer Therapie mit topischem Capsaicin

Unerwünschte Arzneimittelwirkungen im Rahmen einer topischen Behandlung mit Capsaicin betreffen vor allem **lokale Phänomene.** Häufig treten an der Applikationsstelle Schmerzen und ein Erythem auf. Daneben können lokale Nebenwirkungen wie Pruritus, Bildung von Bläschen, Ödem und Papeln bzw. eine Schwellung auftreten. Nur sehr selten treten bedingt durch die Capsaicin-Behandlung systemische Nebenwirkungen wie kardiovaskuläre Veränderungen (Tachykardie und Hypertonie) sowie Übelkeit und Schwindel auf. In der QUEPP-Studie (Maihöfner und Heskamp, 2013; Maihöfner und Heskamp, 2014) befanden sich im Sicherheitskollektiv insgesamt 1.063 Patienten. Dabei traten 146 unerwünschte Arzneimittelwirkungen bei insgesamt 106 Patienten auf. Es handelte sich um Schmerzen an der Applikationsstelle (8,18 %), Erythem an der Applikationsstelle (1,6 %), generelle Schmerzen (0,56 %), Hypästhesie an der Applikationsstelle (0,28 %), Schwellung an der Applikationsstelle (0,28 %), Übelkeit (0,28 %) sowie Pruritus (0,28 %). Dabei muss man allerdings berücksichtigen, dass in den Studien häufig ein sogenanntes "underreporting" erfolgt, da bestimmte Nebenwirkungen (z.B. Rötung oder Schmerz) als "normal" während einer Capsaicin-Therapie eingestuft werden.

Die **während der Applikation auftretenden Schmerzen** können entweder mit einem oralen oder intravenösen Analgetikum kupiert werden, alternativ bietet sich auch eine Kühlung (z.B. Eispack) an. Die Kühlung sollte allerdings aufgrund der im Kap. 4.3. dargestellten pharmakokinetischen Daten so kurz als möglich eingesetzt werden. In einer Studie (allerdings bei gesunden Probanden) zeigte sich, dass eine Kühlung an der Applikationsstelle vermutlich nicht mit einer Defunktionalisierung von kleinen Nervenfasern interferiert (Knolle et al., 2013).

4.8.2. Vergleich der topischen Capsaicin-Applikation mit einer systemischen Therapie im Hinblick auf das Nebenwirkungsprofil

Die ELEVATE-Studie verglich eine systemische Therapie mit Pregabalin gegen eine topische Applikation von Capsaicin im Hinblick auf Wirksamkeit und Sicherheit (Haanpäa et al., 2015). Dazu wurden Patienten mit peripheren neuropathischen Schmerzen entweder in einen Behandlungsarm mit topischem Capsaicin (258 Patienten) oder einen Behandlungsarm mit systemischer Pregabalin-Gabe (282 Patienten) randomisiert. Pregabalin wurde in einer an Wirksamkeit und Nebenwirkungen angepassten Dosis zwischen 150 bis 600 mg pro Tag (im Mittel 364 mg/Tag) in zwei oder drei Tagesdosen angewandt. Die Studiendauer betrug acht Wochen. In dieser Studie zeigte sich eindrucksvoll, dass der Wirkeintritt durch topisches Capsaicin signifikant schneller erfolgt als durch die systemische Gabe von Pregabalin. Die mittlere Zeit bis zum Eintritt einer mindestens oder ≥30%igen Schmerzlinderung betrug bei der Capsaicin-Behandlung 7,5 Tage gegenüber 36 Tagen für Pregabalin. **Am Ende der Studie war die Schmerzreduktion in beiden Gruppen vergleichbar.** Ein deutlicher Unterschied zeigte sich bei den unerwünschten Arzneimittelwirkungen. Die topische Capsaicin-Behandlung generierte insbesondere die in Kap. 8.1. dargestellten lokalen Nebenwirkungen. Demgegenüber hatten Patienten mit Pregabalin signifikant häufiger systemische Nebenwirkungen, insbesondere Schwindel, Schläfrigkeit, periphere Ödeme, Obstipation, Gewichtszunahme und Mundtrockenheit.

Die topische Applikation von Capsaicin zeigte damit eine mit Prgabalin vergleichbare Wirksamkeit bei einem wesentlich schnelleren Wirkeintritt und lediglich lokalen Nebenwirkungen.

4.9. Literatur

Anand P, Bley K. Topical capsaicin for pain management: therapeutic potential and mechanisms of action of the new high-concentration capsaicin 8% patch. Br J Anaesth 2011;107(4):490-502.

Anand P, Elsafa E, Privitera R, Naidoo K, Yiangou Y, Donatien P, Gabra H, Wasan H, Kenny L, Rahemtulla A, Misra P. Rational treatment of chemotherapy-induced peripheral neuropathy with capsaicin 8 % patch: from pain relief towards disease modification. J Pain Res 2019; 12:2039-2052.

Backonja M, Wallace MS, Blonsky ER, Cutler BJ, Malan P, Rauck R, Tobias J. NGX-4010, a high-concentration capsaicin patch, for the treatment of postherpetic neuralgia: a randomised, double-blind study. Lancet Neurol 2008;7(12):1106-1112.

Caterina MJ, Schumacher MA, Tominaga M, Rosen TA, Levine JD, Julius D. The capsaicin receptor: a heat-activated ion channel in the pain pathway. Nature 1997; 389(6653):816-824.

Derry S, Sven-Rice A, Cole P, Tan T, Moore RA. Topical capsaicin (high concentration) for chronic neuropathic pain in adults. Cochrane Database Syst Rev 2013;2: CD007393.

Gálvez R, Navez ML, Moyle G, Maihöfner C, Stoker M, Ernault E, Nurmikko TJ, Attal N. Capsaicin 8% Patch Repeat Treatment in Nondiabetic Peripheral Neuropathic Pain: A 52-Week, Open-Label, Single-Arm, Safety Study. Clin J Pain 2017;33(10):921-931.

Haanpäa M, Cruccu G, Nurmikko TJ, McBride WT, Docu Axelarad A, Bosilkov A, Chambers C, Ernault E, Abdulahad AK. Capsaicin 8% patch versus oral pregabalin in patients with peripheral neuropathic pain. Eur J Pain 2016;20(2):316-28.

Hansson P, Jensen TS, Kvarstein G, Strömberg M. Pain-relieving effectiveness, quality of life and tolerability of repeated capsaicin 8% patch treatment of peripheral neuropathic pain in Scandinavian clinical practice. Eur J Pain 2018;22(5):941-950.

Höper J, Helfert S, Heskamp MS, Maihöfner CG, Baron R. High concentration capsaicin for treatment of peripheral neuropathic pain: effect on somatosensory symptoms and identification of treatment responders. Curr Med Res Opin 2014;30(4):565-74.

Jensen TS, Høye K, Fricová J, Vanelderen P, Ernault E, Siciliano T, Marques S. Tolerability of the capsaicin 8% patch following pretreatment with lidocaine or tramadol in patients with peripheral neuropathic pain: a multicentre, randomized, assessor-blinded study. Eur J Pain 2014; 18(9):1240-1247.

Kennedy WR, Vanhove GF, Lu S, Tobias J, Bley KR, Walk D, Wendelschafer-Crabb G, Simone DA, Selim MM. A randomized, controlled, open-label study of the long-term effects of NGX-4010, a high-concentration capsaicin patch, on epidermal nerve fiber density and sensory function in healthy volunteers. J Pain 2010; 11(6):579-587.

Knolle E, Zadrazil M, Kovacs GG, Medwed S, Scharbert G, Schemper M. Comparison of cooling and EMLA to reduce the burning pain during capsaicin 8% patch application: a randomized, double-blind, placebo-controlled study. Pain 2013;154(12):2729-2736.

Lanz S, Maihöfner C. Symptome und pathophysiologische Mechanismen neuropathischer Schmerzsyndrome. Nervenarzt 2009;80(4):430-444.

Maihöfner C, Heskamp ML. Prospective, non-interventional study on the tolerability and analgesic effectiveness over 12 weeks after a single application of capsaicin 8% cutaneous patch in 1044 patients with peripheral neuropathic pain: first results of the QUEPP study. Curr Med Res Opin 2013;29(6):673-683.

Maihöfner C, Heskamp ML. Treatment of peripheral neuropathic pain by topical capsaicin: Impact of pre-existing pain in the QUEPP-study. Eur J Pain 2014;18(5): 671-679.

Mainka T, Malewicz NM, Baron R, Enax-Krumova EK, Treede R, Maier C. Presence of hyperalgesia predicts analgesic efficacy of topically applied capsaicin 8% in patients with peripheral neuropathic pain. Eur J Pain 2016; 20(1):116-29.

Mankowski C, Poole CD, Ernault E, Thomas R, Berni E, Currie CJ, Treadwell C, Calvo JI, Plastira C, Zafeiropoulou E, Odeyemi I. Effectiveness of the capsaicin 8% patch in the management of peripheral neuropathic pain in European clinical practice: the ASCEND study. BMC Neurol 2017;17(1):80.

Martini C, Yassen A, Olofsen E, Passier P, Stoker M, Dahan A. Pharmacodynamic analysis of the analgesic effect of capsaicin 8% patch (Qutenza™) in diabetic neuropathic pain patients: detection of distinct response groups. J Pain Res 2012;5:51-59.

Martini C, Yassen A, Krebs-Brown A, Passier P, Stoker M, Olofsen E, Dahan A. A novel approach to identify responder subgroups and predictors of response to low- and high-dose capsaicin patches in postherpetic neuralgia. Eur J Pain 2013; 17(10):1491-1501.

McCormack PL. Capsaicin dermal patch: in non-diabetic peripheral neuropathic pain. Drugs 2010;70(14): 1831-1842.

Nickel FT, Seifert F, Lanz S, Maihöfner C. Mechanisms of neuropathic pain. Eur Neuropsychopharmacol 2012;22 (2):81-91.

Robbins WR, Staats PS, Levine J, Fields HL, Allen RW, Campbell JN, Pappagallo M. Treatment of intractable pain with topical large-dose capsaicin: preliminary report. Anesth Analg 1998;86(3):579-583.

Schlereth T. et al. Diagnose und nicht interventionelle Therapie neuropathischer Schmerzen, S2k-Leitlinie, 2019, in: Deutsche Gesellschaft für Neurologie (Hrsg.), Leitlinien für Diagnostik und Therapie in der Neurologie. Online: https://www.dgn.org/leitlinien/3805-ll-030-114-diagnose-und-nicht-interventionelle-therapie-neuropathischer-schmerzen-2019

Seretny M, Currie GL, Sena ES et al. Incidence, prevalence, and predictors of chemotherapy-induced peripheral neuropathy: A systematic review and meta-analysis. Pain 2014;155(12):2461-2470.

Simpson DM, Brown S, Tobias J. Controlled trial of high-concentration capsaicin patch for treatment of painful HIV neuropathy. Neurology 2008;70(24): 2305-2313.

Simpson DM, Robinson-Papp J, Van J, Stoker M, Jacobs H, Snijder RJ, Schregardus DS, Long SK, Lambourg B, Katz N. Capsaicin 8% Patch in Painful Diabetic Peripheral Neuropathy: A Randomized, Double-Blind, Placebo-Controlled Study. J Pain 2017;18(1):42-53.

Staff NP, Grisold A, Grisold W et al. Chemotherapy-induced peripheral neuropathy: A current review. Ann Neurol 2017;81(6):772-781.

Stoker M et al. Capsaicin 8% patch in painful diabetic peripheral neuropathy: a randomised, double-blind, placebo-controlled study. Diabetologia 2015;58(Suppl 1): S32.

Treede R, Wagner T, Kern K, Husstedt IW, Arendt G, Birklein F, Cegla T, Freynhagen R, Gockel H, Heskamp M, Jager H, Joppich R, Maier C, Leffler A, Nagelein H, Rolke R, Seddigh S, Sommer C, Stander S, Wasner G, Baron R. Mechanism- and experience-based strategies to optimize treatment response to the capsaicin 8% cutaneous patch in patients with localized neuropathic pain. Curr Med Res Opin 2013;29(5): 527-538.

Turnbull A. Tincture of capsaicin as a remedy for chilblains and toothache. Dublin Free Press 1850;1:95-96.

Wikipedia. Capsaicin. https://de.wikipedia.org/wiki/Capsaicin.

Vinik AI, Perrot S, Vinik EJ, Pazdera L, Jacobs H, Stoker M, Long SK, Snijder RJ, van der Stoep M, Ortega E, Katz N. Capsaicin 8% patch repeat plus standard of care (SOC) versus SOC alone in painful diabetic peripheral neuropathy: a randomized 52-week, open label, safety study. BMC Neurology 2016;16:251.

Vinik AI, Perrot S, Vinik EJ, Pazdera L, Stoker M, Snijder R, Ortega E, Katz N. Repeat treatment with capsaicin 8% patch (179mg capsaicin cutaneous patch): Effects on pain, quality of life, and patient satisfaction in painful diabetic peripheral neuropathy: an open-label, randomized controlled clinical trial. Curr Med Res Opin 2019; 2(12):388-401.

Wohlrab J, Neubert, Reinhard H H, Heskamp M, Michael J. Cutaneous drug delivery of capsaicin after in vitro administration of the 8% capsaicin dermal patch system. Skin Pharmacol Physiol 2015;28(2):65-74.

5. Lokaltherapie mit Lidocain: topische Anwendung und therapeutische Lokalanästhesie

Lidocain ist ein integraler Bestandteil in der modernen analgetischen Lokaltherapie. In diesem Kapitel wird der Einsatz als Lidocain-Hydrogelpflaster (☞ Kap. 5.1.) und in der therapeutischen Lokalanästhesie (☞ Kap. 5.2.) dargestellt.

5.1. Lidocain-Hydrogel-Pflaster 700 mg

Das "Lidocain-Pflaster" ist seit 1999 in den USA und der Schweiz und seit Ende 2007 auch in Deutschland für die Indikation Post-Zoster-Neuralgie (PZN) zugelassen. Es wurde seither bei mehreren Millionen Patienten eingesetzt. Neben dieser Zulassung hat sich die Anwendung auch bei vergleichbaren neuropathischen Schmerzsyndromen (*off-label*) verbreitet.

5.1.1. Wirkmechanismus

5.1.1.1. Natriumkanäle

Nozizeptoren reagieren auf Stimuli, indem sie in Abhängigkeit von spannungsabhängigen Natriumkanälen (Na_V; v = *voltage-gated*) in Membranen von Nervenzellen Aktionspotentiale generieren, u.a. auch in nozizeptiven Neuronen (☞ Kap. 2.). Man differenziert 9 Subtypen (Na_V 1.1 -1.9). Die neuronal exprimierten Kanäle Na_V 1.1, 1.2, 1.3, 1.6 und 1.7 werden hochaffin durch Tetrodotoxin (TTX), das Gift des Kugelfisches (pufferfish), gehemmt. Die vorwiegend in nozizeptiven Neuronen exprimierten Subtypen Nav 1.8 und 1.9 sind TTX-resistent. Bei vielen neuropathischen und nicht-neuropathischen Erkrankungen werden diese Natriumkanäle auf C-Fasern, aber auch Aδ-Fasern vermehrt exprimiert. Dies führt zu gesteigerter Erregbarkeit und letztlich zu sekundärer, zentraler Sensibilisierung im Rückenmark. Die Forschung hierzu ist keineswegs abgeschlossen, klar ist jedoch, dass eine Blockade von Natriumkanälen zur Schmerzlinderung beiträgt. Im Kapitel 2.1.1. wird auf die Bedeutung von Natriumkanälen für die periphere Nozizeption näher eingegangen.

5.1.1.2. Natriumkanalblockade durch topisches Lidocain

Topisches Lidocain blockiert nicht-selektiv die dermalen, neuronalen Nav1.7- und Nav1.8-Natriumkanäle und reduziert so die pathologische, ektope Aktivität und die Signalweiterleitung. Die lokale Wirkung beginnt nach ca. 30 Minuten, das Lidocain-Pflaster wirkt dabei am Ort des Schmerzes analgetisch, aber nicht anästhetisch. Es erzeugt also kein Taubheitsgefühl. Untersuchungen an Post-Zoster-Patienten legen eine Beteiligung zusätzlich auch von Aβ-Fasern bei der Pflasterwirkung nahe (Wasner et al., 2005). Zusätzlich trägt möglicherweise eine antiinflammatorische Wirkung (McCarthy et al., 2010) in gewissen Umfang zur Analgesie durch Lidocain-Pflaster bei. Der lokale Hautschutz (besonders bei Allodynien) und der kühlende Effekt des Pflasters sind zusätzlich schmerzlindernd.

5.1.1.3. Zentrale Wirkungen

Systemische Wirkungen durch Resorption sind extrem unwahrscheinlich. Es wird aber durchaus diskutiert, ob auch zentrale Mechanismen durch eine Beeinflussung der zentralen, nozizeptiven Verarbeitung die lokalen Wirkungen ergänzen könnten. In Studien mit funktioneller Kernspintomographie zeigte sich in der Kurzzeitanwendung eine Beeinflussung von sensorisch-afferenten Zentren, bei Langzeitanwendung aber zusätzlich eine Aktivitätsminderung auch emotionaler Zentren (z.B. Striatum und Amygdala) (Geha et al., 2007). Kortikale Einflüsse ergeben sich möglicherweise auch durch eine Reduktion einer dynamisch-mechanischen Allodynie. Hier erlangt zusätzlich der normalerweise dem taktilen System zugehörige Aβ-Faser-Input Anschluss an das nozizeptive System (Maihöfner et al., 2010). Dies erfolgt nach derzeitiger Kenntnis durch eine "Übernahme nozizeptiver Synapsen" im Hinterhorn nach peripher-neuropathischer Faserdegeneration oder auch durch eine Fehlinterpretation propriozeptiver Aβ-Informationen durch ein dauerhaft nozizeptiv stimuliertes Hinterhorn (WDR)-Neuron. In der Folge werden bei der dynamisch-mechanischen Allodynie zusätzliche Kortexareale rekrutiert, die normalerweise nicht primär nozizeptiv sind, z.B. der dorsolaterale, präfrontale Kortex. Insofern überrascht nicht, dass auch zentralnervöse Veränderungen nach erfolgreicher Behandlung einer Allodynie durch Lidocain-Pflaster gefunden wurden. Klinisch sowie in Studien (Meier et al., 2003) ist über eine mehrtägige Anwendung oft eine zunehmende Schmerzreduktion zu beobachten (☞ Abb. 5.1). Ob dies im Sinne einer "Rückführung einer zentralen Sensibilisierung" interpretiert werden kann, bleibt derzeit offen.

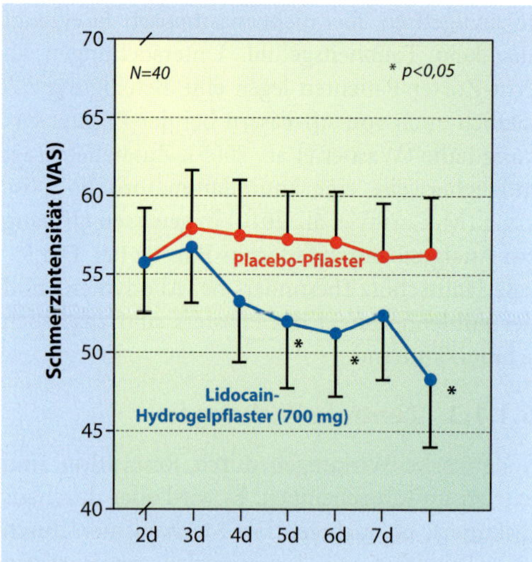

Abb. 5.1: Schmerzreduktion unter Lidocain-Pflaster bei verschiedenen peripheren neuropathischen Schmerzsyndromen innerhalb einer 7-tägigen Anwendungsperiode. Modifiziert nach Meier et al., 2003.

5.1.2. Pharmakologie und Sicherheit

Ein Lidocain-Hydrogelpflaster enthält 700 mg Lidocain, welches jedoch nur in geringen Mengen kontinuierlich und gleichmäßig in die Haut abgegeben wird. Dabei ist die Eindringtiefe so gering, dass es nur zu einer sehr geringen systemischen Resorption in den Blutkreislauf kommt. In der Literatur zeigten sich nur eine geringe Zahl von Anwendungsproblemen (Baron et al., 2009; Davies und Galer, 2004; Gammaitoni et al., 2004) und ein gutes Sicherheitsprofil (Baron et al., 2009; Mick und Correa-Illanes, 2012). Dies erklärt sich durch Plasmaspiegel, welche selbst bei Anwendung von 4 Pflastern (Zulassung: maximal 3) und pausenloser Anwendung (Zulassung: 12 h mit 12 h Pause) äußerst gering sind (Gammaitoni et al., 2003; Gammaitoni und Davis, 2002). Sie betragen nur ca. 0,2-0,3 µg/ml (und somit ca. 1/40 des toxischen Spiegels) und bleiben deutlich unterhalb kardiologisch wirksamer Werte oder auch jenen, die durch schmerztherapeutische oder perioperative Lidocain-Infusionen erreicht werden. Pharmakokinetische Interaktionen mit anderen Medikamenten treten daher auch nicht auf, auch keine systemischen Nebenwirkungen wie z.B. Benommenheit, Kumulation oder Toleranzentwicklung. Dies macht den Einsatz bei älteren Patienten und bei Polymedikation einfach und wertvoll. Das Pflaster wird gut vertragen und Reaktionen an der Applikationsstelle sind sehr selten und wenn, vorübergehend. Lediglich in den seltenen Fällen einer sehr ausgeprägten Kältehyperalgesie kann das kühle Silikon-Gel beim Auflegen vorübergehend unangenehm sein, da die Temperaturempfindung durch das Lidocain-Pflaster nicht beeinflusst wird (Gammaitoni und Davis, 2002). Organschäden oder Photoallergien sind nicht zu erwarten, die Anwendung kann unbefristet erfolgen. Abbrüche bei Langzeitbehandlungen liegen nur etwa bei 4 %.

5.1.3. Studienlage

Der therapeutische Nutzen bei PZN (Binder et al., 2009; Davies und Galer, 2004) und eine günstige Kosten-Nutzen-Relation (Liedgens et al., 2008) konnten nachgewiesen werden. In einer kürzlichen Übersicht betonten auch Mick und Corres-Illanes die Effektivität und Sicherheit in einer Vielzahl von Studien, *Open-label*-Behandlungen und Kasuistiken (Mick und Correa-Illanes, 2012). In einem systematischen Review weisen Wolff et al. vor allem auf die Reduktion ausgeprägter Berührungsempfindlichkeiten (Allodynie, ☞ oben) hin (Wolff et al., 2011). Eine Verbesserung von Allodynien durch das Lidocain-Pflaster konnte auch von weiteren Autoren nicht nur bei PZN (Davies und Galer, 2004), sondern auch bei anderen peripheren neuropathischen Schmerzsyndromen nachgewiesen werden (☞ Tab. 5.1). Die Beteiligung der taktilen, kutanen Aβ-Information an der Vermittlung einer dynamisch-mechanischen Allodynie macht deren prädiktorischen Wert für die topische Lidocain-Pflaster-Therapie verständlich. Andererseits erklärt aber das Vorhandensein mehrerer Entstehungswege auch ein gelegentliches Therapieversagen trotz vorhandener Allodynie. Auch ohne Vorliegen einer Allodynie wurde eine Wirksamkeit in einer doppelblinden, placebokontrollierten Studie bei neuropathischen Schmerzen gezeigt (Galer et al., 2002), auch bei nicht-herpetischen peripheren neuropathischen Schmerzen (Meier et al., 2003) und nicht-neuropathischen Schmerzen (Kern et al., 2010).

Das Lidocain-Pflaster wird in mehreren Leitlinien zur Behandlung der PZN, aber auch für andere, neuropathische Schmerzen als *First line-* oder *Second line*-Therapie eingestuft (Baron et al., 2016; Schlereth et al., 2019; Finnerup et al., 2015). Leider konnte eine Wirksamkeit bisher weder sicher durch Befunde der quantitativ-sensorischen Testung (QST) noch durch Hautbiopsien vorhergesagt werden (Herrmann et al., 2006). Interessanterweise ist eine intakte Nozizeptorfunktion aber offenbar nicht Voraussetzung für eine Wirkung: Wasner et al. fanden bei QST-Untersuchungen sogar eine ausgeprägtere Wirkung des Lidocain-Pflasters bei Verlust kutaner C-Faser-Nozizeptoren (Wasner et al., 2005).

Im Vergleich zu oralem Pregabalin war topisches Lidocain bei PZN nach 4 Wochen mit einer Ansprechrate von 66 % gegenüber 62 % sogar überlegen (Baron et al., 2009), bei der weiteren Betrachtung von Non-Respondern der Monotherapie konnte eine zusätzliche Schmerzreduktion in der Kombination erreicht werden (Rehm et al., 2010).

Sabatowski und Kollegen fanden die Lidocain-Pflaster-Therapie effektiv und sicher auch bei einer Behandlungsdauer von mehreren Jahren (Sabatowski et al., 2012), Pickering und Kollegen ferner gute kognitive Funktionen unter der Therapie, gerade auch bei älteren Patienten (Pickering et al., 2014).

5.1.4. Indikation und erweiterter klinischer Einsatz

Eine Zulassung für das Lidocain 700 mg-Pflaster besteht in Deutschland für die Indikation "Therapie neuropathischer Schmerzen nach Zoster-Infektion". Klinisch und pathophysiologisch erscheint ungeachtet dessen aber ein *Off-label*-Einsatz auch bei anderen Krankheitsbildern sinnvoll und ist in Fallserien erfolgreich durchgeführt worden (☞ Tab. 5.1). Behandlungsorte sind immer umschriebene, intakte und schmerzhafte Hautareale, insbesondere bei neuropathischen Schmerzsyndromen mit brennendem, stechendem oder einschießendem Charakter oder einer dynamischen Allodynie bzw. Pinprick-Hyperalgesie. Die Tatsache, dass auch nicht-postherpetische neuropathische und nicht-neuropathische Schmerzen erfolgreich behandelt werden konnten, hat in der klinischen Realität mittlerweile dazu geführt, dass z.B. der überwiegende Anteil der Verordnungen in den USA außerhalb der Indikation PZN erfolgt. Dies betrifft laut klinischer Marktdaten z.B. alle Arten peripherer neuropathischer Schmerzen. "Nicht-neuropathische" Behandlungserfolge wurden bei myofaszialen Schmerzen mit Triggerpunkten (Dalpiaz et al., 2004; Fishbain et al., 2006), *low back pain* (Argoff et al., 2004; Gimbel et al., 2005) oder kasuistisch auch bei Postdiskektomie-Syndrom beschrieben. Einige Autoren fanden auch signifikante Schmerzreduktionen bei Osteoarthrose, wobei eine gesteigerte Expression von Natriumkanälen durch die Entzündungsprozesse als Ursache der Hyperalgesie diskutiert wurde (Galer et al., 2004; Gammaitoni et al., 2004). Eine andere Autorengruppe beschrieb bei der erfolgreichen Behandlungen von Osteoarthrose nicht nur eine Linderung der Schmerzen, sondern auch eine Verbesserung der körperlichen Funktion, Steifigkeit und Beweglichkeit (Burch et al., 2004). Diese konnte auch bei der Behandlung eines komplexen regionalen Schmerzsyndroms (CRPS) beobachtet werden: Trotz Therapieresistenz gegenüber allen sonstigen konventionellen Behandlungen ließ sich nach einer Lidocain-Pflaster-Behandlung die Beweglichkeit der betroffenen Hand deutlich steigern, zusätzlich zu einer Schmerzreduktion von 80 % (Karmarkar und Lieberman, 2007). Ob über die Dämpfung sensorischer Afferenzen eine Beeinflussung des sensomotorischen Systems gelingen könnte, bleibt jedoch offen. Ein Einfluss des Lidocain-Pflasters auf sensorische und affektive aktivierte Hirnareale bei der PZN-Behandlung konnte jedenfalls bereits mittels fMRI nachgewiesen werden (Geha et al., 2007). Bei Rückenschmerzen wird durchaus diskutiert, ob die topische Pflaster-Anwendung per se eine relativ hohe Placebowirkung haben könnte. Allerdings wird hierbei möglicherweise auch die pathogenetische Bedeutung des Ramus dorsalis segmental irritierter Spinalnerven bei der Pathogenese neuropathischer Rückenschmerzen als behandeltes Korrelat unterschätzt.

Karpaltunnelsyndrom	Nalamanchu, 2006
Erythromelalgie	Davis, 2005
Beinulcusschmerz	Davis, 2006
Low back pain	Gimbel, 2005
Osteoarthritis	Kivitz, 2008
Myofasciales Schmerz-syndrom	Affaitati, 2009
Diabetische Polyneuro-pathie	Barbano, 2004; Baron, 2009
Idiopathische Polyneuro-pathie	Herrmann, 2005
Zentraler Schmerz	Hans, 2008
CRPS	Frost, 2003; Hanlan, 2014; Calderon, 2014
Periphere Neuropathien	Meier, 2003; Martini, 2018

Tab. 5.1: Exemplarische Krankheitsbilder mit erfolgreichen Behandlungen durch Lidocain-Pflaster (Kasuistiken, Fallserien oder Studien).

5.1.5. Handhabung und praktische Hinweise

Bei Beachtung weniger Grundregeln (☞ Tab. 5.1b) sind Lidocain-Pflaster einfach und sicher zu handhaben (☞ Abb. 5.2). Die Pflaster (maximal 3 gleichzeitig) werden auf intakte Haut (also z.B. nach Abheilung der Bläschen bei akutem Herpes Zoster) aufgeklebt (☞ Abb. 5.3), wobei keine Titration nötig ist. Ein Zurechtschneiden entsprechend der Behandlungsfläche ist möglich, die Abrundung der Kanten hierbei reduziert die Wahrscheinlichkeit eines vorzeitigen Ablösens. Nach 12 Stunden Behandlung soll eine ebenfalls zwölfstündige Pflasterpause eingehalten werden, hierbei bleibt die Wirksamkeit erhalten. Auch bei (fehlerhafter) Daueranwendung sind bisher allerdings keine relevanten Probleme berichtet worden. Die Behandlung kann langfristig sowohl als Monotherapie sowie als problemlose *Add-on*-Therapie auch bei Polymedikation und älteren Patienten erfolgen. Es ist selbstverständlich, dass zeitgleich zur Pflasterbehandlung keine schmerztherapeutischen Lidocain-Infusionen durchgeführt werden sollten. Wegen der zunehmenden Wirkung über mehrere Behandlungstage sollte die therapeutische Bewertung nicht nach nur ein- oder zweimaliger Anwendung erfolgen.

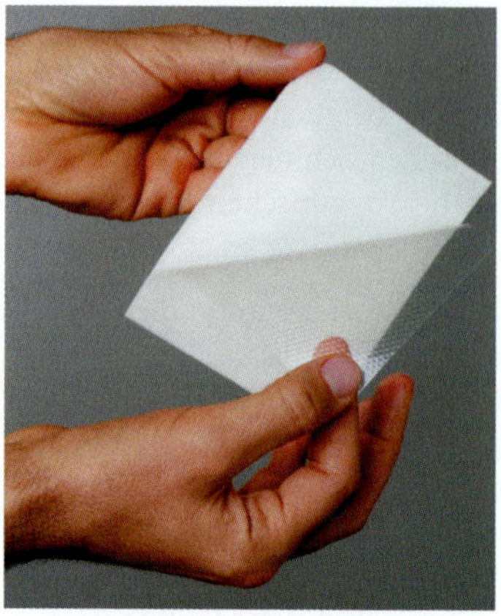

Abb. 5.2: Handhabung eines Lidocain-Pflasters.

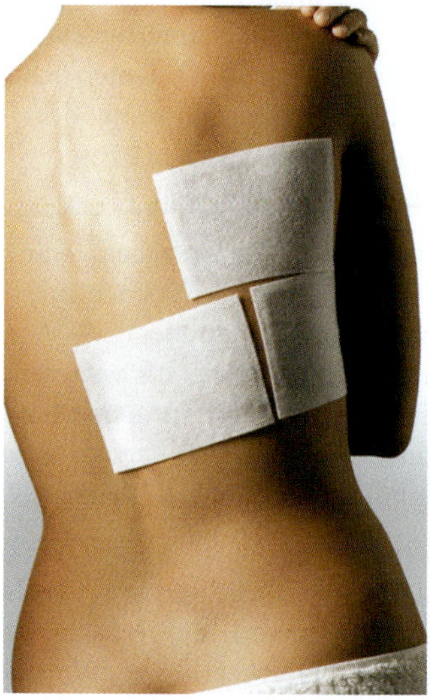

Abb. 5.3: Lidocain-Pflaster – Anwendung bei Post-Zoster-Neuralgie.

- Aufkleben ohne Titration
- nur auf intakte Haut
- besonders auf Allodynie-Areale
- Zurechtschneiden möglich
- maximal 3 Pflaster gleichzeitig
- 12 h Anwendung, 12 h Pause
- Behandlungsdauer unbegrenzt
- keine Interaktion, Sedation oder Toleranz

Tab. 5.2: Grundregeln der Anwendung des Lidocain-Pflasters.

5.2. Therapeutische Lokalanästhesie (TLA)

Unter dem Begriff der "analgetischen Lokaltherapie" sind natürlich nicht nur topische, externe Therapien zu subsummieren. Viele örtliche, schmerztherapeutische Behandlungsansätze betreffen auch tiefere Strukturen mit entweder lokaler oder systemischer Wirkung. Dabei werden im klinischen Alltag im Allgemeinen physiotherapeutische, physikalische und thermotherapeutische Ansätze angewandt. Daneben hat die Injektionstherapie mit Lokalanästhetika eine oft unterschätzte klinische Bedeutung.

5.2.1. Historie

Der Weg der therapeutischen Lokalanästhesie begann im 19. Jahrhundert. 1848 berichtet der Ophthalmologe **Koller** über die erste erfolgreiche Operation am Auge mittels einer Hornhautanästhesie durch Kokain, **Siegmund Freud** beobachtete im Eigenversuch eine anästhesierende Wirkung an der Mundschleimhaut. Von **Schleich** kam 1890 dann der erste Bericht therapeutischer Effekte lokal applizierten Kokains auf Schmerzen bei Lumbago. Nach der Synthese von Procain durch **Einhorn** 1904 begann eine große Verbreitung der lokalen Injektionen zur Schmerzbehandlung. **Spies** beobachtete 1906 ein schnelleres Abheilen von Tonsillektomiewunden bei lokaler Anästhesie, **Lerch** Erfolge bei der Migränebehandlung durch Novocain-Spülungen der Arteria temporalis. Es folgten Injektionen am Grenzstrang durch **Laewen** 1922 und **Mandel** 1923, **Lerch** nutzte dies 1930 zur Analgesie bei posttraumatischen Reflexdystrophien. Er beobachtete 1931, dass nach Infiltration von Operationsnarben ausgedehnte Schmerzzustände "augenblicklich verschwanden", eine Beobachtung, die von **F. und W. Huneke** systematisch untersucht wurde. Sie nutzten "ferne Injektionsorte" zur Therapie akuter und chronischer Schmerzen. Das "Sekunden-Phänomen" der Neuraltherapie war danach zentraler Punkt dieses neuen Behandlungszweiges, ist in seiner klinischen Bedeutung und Häufigkeit aber eher überstrapaziert worden. Der grundsätzlichen Ansätze der Neuraltherapie und der TLA sind aber bezüglich vieler Aspekte deckungsgleich. Bereits lange vor systematischen Untersuchungen hyperalgetischer Zonen und auffälliger Hautbezirke mittels quantitativ-sensorischer Testung (QST) entwickelten die Brüder **Hunecke** zusammen mit **M. Kibler** und **D. Gross** bereits die Behandlung dieser Zonen mittels Lokalanästhesie bei vielen Erkrankungen. Die umfangreichste Darstellung der **TLA** hat **John Bonica** in seinem Werk *"The Management of Pain"* 1953 gegeben. In einer Monographie erweiterte er diese Aspekte dann erstmals zur differenziellen Betrachtung diagnostischer und therapeutischer Blockaden.

5.2.2. Theorien

Die "diagnostisch-therapeutische" Lokalanästhesie ist heute ein fester Bestandteil des Managements akuter und chronischer Schmerzen. Sie ist in unzähligen Untersuchungen und Studien beschrieben worden. Weit über 15.000 Publikationen liegen hierzu vor, und nicht bei der Frage "wirkt es oder wirkt es nicht", sondern bei der Frage "wie wirkt es" besteht noch Forschungsbedarf. Es sind weniger die lokalanästhetischen Wirkungen als vielmehr systemische und über lange Zeit anhaltende Effekte, die klinisch erreichbar, nicht jedoch in gleichem Maße voll verstanden sind. Randomisierte kontrollierte Studien (RCT's) fehlen für die TLA leider weitgehend. Die Vereinheitlichung der zur behandelnden Störung und eine somit saubere Definition von Untersuchungsgruppen machen diesen Ansatz ausgesprochen schwer.

Zur Erklärung der "merkwürdigen Schmerzreduktionen" und Beobachtungen wie Ferneffekten, schnelleren Wundheilungen, erfolgreichen Injektionen an Narben und am Periost u.a.m. wurden eine Vielzahl von Denkmodellen in Untersuchungen geprüft. Sie bezogen sich auf das vasomotorische und sympathische Nervensystem sowie die Bedeutung des Interstitiums, aber vor allem auch auf die Bedeutung vizero-muskulärer und viszerokutaner Reflexabläufe. Über den Einfluss peripher applizierter Lokalanästhetika auf segmentale Funktionszustände im Rückenmark wurden Effekte einer **kontralateralen Lokalanästhesie** (zum Schmerzgeschehen) oder auch Behandlungserfolge bei Missempfindungen im oberen Thorakalbereich über die Injektion an Auslöseorten der unteren Extremität erklärt.

Die klinisch unwidersprochenen Effekte einer peripheren Lokalanästhetika-Anwendung auf dem Gesamtorganismus sind heute noch immer

two-stage adaptive, randomized, controlled trial. Clin Drug Investig 2009;29(4):231-241.

Baron R, Mayoral V, Leijon G, Binder A, Steigerwald I, Serpell M. Efficacy and safety of combination therapy with 5% lidocaine medicated plaster and pregabalin in post-herpetic neuralgia and diabetic polyneuropathy. Curr Med Res Opin 2009;25:1677-87.

Baron R, Allegri M, Correa-Illanes G, Hans G, Serpell M, Mick G, et al. The 5% Lidocaine-Medicated Plaster: Its Inclusion in International Treatment Guidelines for Treating Localized Neuropathic Pain, and Clinical Evidence Supporting its Use. Pain Ther 2016;5(2):149-6;

Binder A, Bruxelle J, Rogers P, Hans G, Bosl I, Baron R. Topical 5% lidocaine (lignocaine) medicated plaster treatment for post-herpetic neuralgia: results of a double-blind, placebo-controlled, multinational efficacy and safety trial. Clin Drug Investig 2009;29(6):393-408.

Burch F, Codding C, Patel N, Sheldon E. Lidocaine patch 5% improves pain, stiffness, and physical function in osteoarthritis pain patients. A prospective, multicenter, open-label effectiveness trial. Osteoarthritis Cartilage 2004; 12(3):253-255.

Calderón E, Calderón-Seoane ME, García-Hernández R, Torres LM. 5% Lidocaine-medicated plaster for the treatment of chronic peripheral neuropathic pain: complex regional pain syndrome and other neuropathic conditions. J Pain Res 2016;9:763-770 S113517. eCollection 2016.

Dalpiaz AS, Lordon SP, Lipman AG. Topical lidocaine patch therapy for myofascial pain. J Pain Palliat Care Pharmacother 2004;18(3):15-34.

Davies PS, Galer BS. Review of lidocaine patch 5% studies in the treatment of postherpetic neuralgia. Drugs 2004;64(9):937-947.

Dosch M. Bildatlas der Neuraltherapie mit Lokalanästhetika: Praxis und Technik: Haug 2005

Dworkin RH, Backonja M, Rowbotham MC, Allen RR, Argoff CR, Bennett GJ, Weinstein SM. Advances in neuropathic pain: diagnosis, mechanisms, and treatment recommendations. Arch Neurol 2003;60(11):1524-1534.

Finnerup NB, Attal N, Haroutounian S, McNicol E, Baron R, Dworkin RH, Wallace M. Pharmacotherapy for neuropathic pain in adults: a systematic review and meta-analysis. Lancet Neurol 2015;14(2):162-173.

Fishbain DA, Lewis JE, Cole B, Cutler B, Rosomoff HL, & Rosomoff RS. Lidocaine 5% patch: an open-label naturalistic chronic pain treatment trial and prediction of response. Pain Med 2006;7(2)135-142.

Galer BS, Jensen MP, Ma T, Davies PS, Rowbotham MC. The lidocaine patch 5% effectively treats all neuropathic pain qualities: results of a randomized, double-blind, vehicle-controlled, 3-week efficacy study with use of the neuropathic pain scale. Clin J Pain 2002;18(5):297-301.

Galer BS, Sheldon E, Patel N, Codding C, Burch F, Gammaitoni AR. Topical lidocaine patch 5% may target a novel underlying pain mechanism in osteoarthritis. Curr Med Res Opin 2004;20(9):1455-1458.

Gammaitoni AR, Alvarez NA, Galer BS. Safety and tolerability of the lidocaine patch 5%, a targeted peripheral analgesic: a review of the literature. J Clin Pharmacol 2003;43(2):111-117.

Gammaitoni AR, Davis MW. Pharmacokinetics and tolerability of lidocaine patch 5% with extended dosing. Ann Pharmacother 2002;36(2):236-240.

Gammaitoni AR, Galer BS, Onawola R, Jensen MP, Argoff CE. Lidocaine patch 5% and its positive impact on pain qualities in osteoarthritis: results of a pilot 2-week, open-label study using the Neuropathic Pain Scale. Curr Med Res Opin 2004;20 Suppl 2:S13-19.

Geha PY, Baliki MN, Chialvo DR, Harden RN, Paice JA, Apkarian AV. Brain activity for spontaneous pain of postherpetic neuralgia and its modulation by lidocaine patch therapy. Pain 2007;128(1-2):88-100.

Gimbel J, Linn R, Hale M, Nicholson B. Lidocaine patch treatment in patients with low back pain: results of an open-label, nonrandomized pilot study. Am J Ther 2005; 12(4):311-319.

Gross D. Lehrbuch der therapeutischen Lokalanästhesie. Neuraltherapeutisches Praktikum Hippokrates-Verlag. 1998

Hanlan AKL, Mah-Jones D, Mills PB. Early adjunct treatment with topical lidocaine results in improved pain and function in a patient with complex regional pain syndrome. Pain Physician 2014;17(5):E629-35.

Herrmann DN, Pannoni V, Barbano RL, Pennella-Vaughan J, Dworkin RH. Skin biopsy and quantitative sensory testing do not predict response to lidocaine patch in painful neuropathies. Muscle Nerve 2006;33(1):42-48.

Karmarkar A, Lieberman I. Management of complex regional pain syndrome type II using lidoderm 5% patches. Br J Anaesth 2007;98(2):261-262.

Kern KU, Kohl M, Kiefer RT. [Lidocaine patch for therapy of neuropathic and non-neuropathic pain. A clinical case series of 87 patients]. Nervenarzt 2010;81(12):1490-1497.

Liedgens H, Hertel N, Gabriel A, Nuijten M, Dakin H, Mitchell S, Nautrup BP. Cost-effectiveness analysis of a lidocaine 5% medicated plaster compared with gabapentin and pregabalin for treating postherpetic neuralgia: a german perspective. Clin Drug Investig 2008;28(9):583-601.

Maihöfner C, Nickel FT, Seifert F. Neuropathic pain and neuroplasticity in functional imaging studies. Schmerz 2010;24(2):137-145.

Martini A, Del Balzo G, Schweiger V, Zanzotti M, Picelli A, Parolini M, Chinellato E, Tamburin S, Polati E. Efficacy of lidocaine 5% medicated plaster (VERSATIS®) in patients with localized neuropathic pain poorly responsive to pharmacological therapy. Minerva Med 2018;109 (5):344-351.

McCarthy GC, Megalla SA, Habib AS. Impact of intravenous lidocaine infusion on postoperative analgesia and recovery from surgery: a systematic review of randomized controlled trials. Drugs 2010;70(9):1149-1163.

Meier T, Wasner G, Faust M, Kuntzer T, Ochsner F, Hueppe M, Baron R. Efficacy of lidocaine patch 5% in the treatment of focal peripheral neuropathic pain syndromes: a randomized, double-blind, placebo-controlled study. Pain 2003;106(1-2):151-158.

Mick G, Correa-Illanes G. Topical pain management with the 5% lidocaine medicated plaster—a review. Curr Med Res Opin 2012;28(6):937-951.

Pickering G, Pereira B, Clere F, Sorel M, de Montgazon G, Navez M, Dubray C. Cognitive function in older patients with postherpetic neuralgia. Pain Pract 2014; 14(1):E1-7.

Rehm S, Binder A, Baron R. Post-herpetic neuralgia: 5% lidocaine medicated plaster, pregabalin, or a combination of both? A randomized, open, clinical effectiveness study. Curr Med Res Opin 2010;26(7):1607-1619.

Sabatowski R, Hans G, Tacken I, Kapanadze S, Buchheister B, Baron R. Safety and efficacy outcomes of long-term treatment up to 4 years with 5% lidocaine medicated plaster in patients with post-herpetic neuralgia. Curr Med Res Opin 2012;28(8):1337-1346.

Schlereth T. et al. Diagnose und nicht interventionelle Therapie neuropathischer Schmerzen. S2k-Leitlinie, 2019. In: Deutsche Gesellschaft für Neurologie (Hrsg.), Leitlinien für Diagnostik und Therapie in der Neurologie. Online: https://www.dgn.org/leitlinien/3805-ll-030-114-diagnose-und-nicht-interventionelle-therapieneuropathischer-schmerzen-2019

Staud R, Weyl EE, Bartley E, Price DD, Robinson ME. Analgesic and anti-hyperalgesic effects of muscle injections with lidocaine or saline in patients with fibromyalgia syndrome. Eur J Pain 2014;18(6):803-812.

Tilscher H, Eder M. Infiltrationstherapie: therapeutische Lokalanästhesie : Grundlagen, Indikationen, Techniken (Vol. Auflage: 4., überarb. Aufl.): Facultas/Maudrich 2007.

Travell JG, Simons DG. Handbuch der Muskel-Triggerpunkte, obere Extremität: Kopf und Thorax: Urban & Fischer 2001.

Wasner G, Kleinert A, Binder A, Schattschneider J, Baron R. Postherpetic neuralgia: topical lidocaine is effective in nociceptor-deprived skin. J Neurol 2005;252(6), 677-686.

Wolff RF, Bala MM, Westwood M, Kessels AG, Kleijnen J. 5% lidocaine-medicated plaster vs other relevant interventions and placebo for post-herpetic neuralgia (PHN): a systematic review. Acta Neurol Scand 2011;123(5):295-309.

6. Lokaltherapie mit Botulinumtoxin

6.1. Historische Entwicklung der Botulinumtoxintherapie, Indikationen und Datenlage

Die Erkrankung des Botulismus wurde durch den deutschen Arzt Justinus Kerner (1786-1862) detailliert beschrieben. Er postulierte auch bereits – noch ohne den genauen Hintergrund der Erkrankung zu kennen – den therapeutischen Einsatz der von ihm als "Fettgift" bezeichneten Substanz zu therapeutischen Zwecken (Kerner, 1822). Es folgten dann

- die Erkenntnis, dass es sich bei dem Toxin ein Produkt des Bakteriums *Clostridium botulinum* handelt
- die Aufklärung des Wirkmechanismus und
- schließlich die Herstellung unterschiedlicher aufgereinigter Botulinumtoxine.

> Botulinumtoxin wurde durch Alan B. Scott erstmals in der Augenheilkunde Ende der 1970er Jahre untersucht, was letztlich zur Zulassung für die Behandlung des Strabismus führte (Scott, 1981). Es folgten dann Zulassungen
> - zur Behandlung der Dystonie
> - zur Behandlung von Falten
> - zur Spastik und
> - zur Hyperhidrose
>
> und zuletzt auch zur Therapie
> - der chronischen Migräne und
> - der überaktiven Harnblase.

Therapeutisch eingesetzt werden Botulinumtoxin A und B. Bei den Botulinumtoxinen handelt es sich um hochmolekulare Proteinkomplexe, die aus chemisch miteinander verbundenen Untereinheiten bestehen. Botulinumtoxin bindet präsynaptisch an Nervenfasern, die zu Muskelzellen ziehen, also an der motorischen Endplatte. Dort wird es präsynaptisch aufgenommen und verhindert die Exozytose von Acetylcholin. Damit wird die chemische Übertragung der neuronalen Erregung auf den Muskel verhindert, Folge ist eine Lähmung. Die Bindung des Toxins ist irreversibel, erst die Neuaussprossung von Nervenenden ermöglicht die (Re)aktivierung der Muskelaktivität, was die lange Wirkdauer (ca. drei Monate im motorischen System) erklärt. Bei der Hyperhidrose kommt es zur Denervierung der vegetativ innervierten cholinergen Schweißdrüsen, hier hält die Wirkung bis zu sechs Monate an.

Bereits in den ersten Studien zur Behandlung von Dystonien wurde beobachtet, dass auch die durch die muskuläre Kontraktion verursachten Schmerzen durch die Botulinumtoxinbehandlung zurückgingen (Tsui, 1986). Dies führte dazu, dass in den letzten 30 Jahren zahlreiche Studien durchgeführt wurden, die den Einsatz von Botulinumtoxin als lokales Therapeutikum zur Behandlung von Schmerzerkrankungen evaluierten. Im Vordergrund standen hierbei der Kopfschmerz vom Spannungstyp, die muskuläre Triggerpunkttherapie und die chronische Migräne, später auch neuropathische Schmerzen und andere Kopfschmerzerkrankungen (Trigeminusneuralgie, Clusterkopfschmerz).

Beim Einsatz in der Schmerztherapie muss bedacht werden, dass lediglich eine Zulassung zur Behandlung der chronischen Migräne besteht, alle anderen Indikationen stellen eine *Off-label*-Behandlung dar, außerdem ist die Zulassung auf Onabotulinumtoxin A (Botox®) beschränkt (Gaul, 2016).

6.2. Therapie der chronischen Migräne mit Botulinumtoxin

Eine **chronische Migräne** wird diagnostiziert (☞ Kap. 3.), wenn länger als 3 Monate an 15 oder mehr Tagen Kopfschmerzen bestehen, die überwiegend (an 8 oder mehr Tagen) die Diagnosekriterien einer Migräne erfüllen (ICHD-3, 2018). Die Diagnosekriterien einer chronischen Migräne und die differentialdiagnostischen Erwägungen sowie die Bedeutung von Komorbiditäten sind in Kap. 3. ausführlich dargestellt.

Zur Behandlung einer **episodischen Migräne** (weniger als 15 Kopfschmerztage/Monat) konnte bislang kein Wirksamkeitsnachweis für Botulinumtoxin erbracht werden. Neben Topiramat und mit Einschränkungen Amitriptylin und Valproinsäure ist vor allem Botulinumtoxin zur Behandlung der chronischen Migräne in mehreren klinischen Studien gut belegt untersucht worden. Die aktuelle Zulassung von Botulinumtoxin zur Migränebehandlung beschränkt sich auf Botulinumtoxin A eines Herstellers (Botox®; Allergan). Präparate anderer Hersteller sind für diese Indikation momentan nicht zugelassen. Der Einsatz von Botulinumtoxin unterliegt nach der Fachinformation darüber hinaus weiteren Beschränkungen. Die Diagnose einer chronischen Migräne soll durch einen Neurologen, bei dem auch die Behandlungshoheit liegt, gestellt werden. Bevor Botulinumtoxin A zum Einsatz kommt, sollten zunächst wenigstens zwei andere Prophylaktika versucht worden sein. Üblicherweise wird der Einsatz eines Betablockers und der von Topiramat oder Amitriptylin unter Beachtung der Kontraindikationen vorgeschlagen (Straube, 2012). Der Wirkmechanismus von Botulinumtoxin bei der chronischen Migräne ist nicht vollständig geklärt. Es ist nicht anzunehmen, dass die Blockade der Acetylcholin-vermittelten Transmission an der motorischen Endplatte, zwischen der neuronalen Präsynapse und der postsynaptischen motorischen Einheit, den ausschließlichen oder wesentlichen Wirkmechanismus darstellt. Dann wäre für die Diagnose eines Kopfschmerzes vom Spannungstyp eine gute Wirkung durch eine Behandlung mit Botulinumtoxin zu erwarten – dies ist nach Lage der publizierten Studien jedoch nicht der Fall. Vielmehr scheinen Mechanismen, die eine Wirkung auf die periphere und zentrale Sensitivierung (☞ Kap. 2.) ausüben, die bei der chronischen Migräne vorliegt, eine wesentliche Rolle zu spielen. Ausdruck dieser Sensitivierung ist die von den Patienten häufig angegebene Allodynie in den Migräneattacken im Bereich der betroffenen Kopfhälfte. Darüber hinaus weisen ersten Studien daraufhin, dass hohe CGRP-Spiegel möglicherweise einen Prädiktor für das Ansprechen einer Behandlung mit Botulinumtoxin darstellen (Cernuda-Morollón, 2014). Die Bestimmung dieser Spiegel ist im klinischen Alltag bislang allerdings nicht etabliert und Bedarf der Validierung. Onabotulinumtoxin A ist die einzige Substanz, die speziell zur Prophylaxe der chronischen Migräne im Erwachsenenalter zugelassen wurde.

Die Studien, die zur Zulassung von Botulinumtoxin zur Behandlung der chronischen Migräne führten, sind die größten placebokontrollierten, randomisierten Studien, die zur Migräneprophylaxe überhaupt durchgeführt wurden. Die ***PREEMPT I-Studie*** wurde in den USA, die ***PREEMPT II-Studie*** in den USA und Europa durchgeführt (Aurora, 2010; Diener, 2010). In beide Studien konnten Patienten mit einer chronischen Migräne und Patienten mit einer chronischen Migräne und einem zusätzlichen Übergebrauch von Akutmedikation eingeschlossen werden. Hieraus leitet sich auch die Wirksamkeit von Botulinumtoxin bei bestehendem Medikamentenübergebrauch ab, obgleich zum Zeitpunkt der Durchführung der Studien noch die ICHD-II von 2004 (ICHD-II, 2004) galt, die das Vorliegen eines Medikamentenübergebrauchs zur Diagnose einer chronischen Migräne ausschloss. Botulinumtoxin zeigt in den PREEMPT-Studien am Ende der randomisierten Behandlungsphase (nach 6 Monaten) einen nur moderaten Effekt auf die Migräne (Reduktion um –9 Kopfschmerztage/Monat im Vergleich zu –6,7 Kopfschmerztage/Monat durch Placebo), eine Wirkung kann allerdings bereits 4 Wochen nach der ersten Behandlung gezeigt werden. In der offenen Weiterführung der Studien über 12 Monate kam es jedoch zu einem weiteren deutlichen Abfall der Migränefrequenz um im Durchschnitt –11,7 Kopfschmerztage/Monat gegenüber der Basiserhebung zu Studienbeginn. Auch Patienten mit chronischer Migräne, die in die beiden PREEMPT-Studien (Aurora, 2011) eingeschlossen wurden, waren zuvor überwiegend therapierefraktär für die Prophylaktika der ersten Wahl, die eingesetzt worden waren. Die Daten aus den klinischen Studien bestätigen sich auch in weiteren Untersuchungen von tertiären Kopfschmerzzentren, in denen Botulinumtoxin außerhalb klinischer Studien zum Einsatz kommt (Khalil, 2014). Eine aktuelle Übersicht geben die Empfehlungen der Deutschen Migräne- und Kopfschmerzgesellschaft (DMKG). Reduziert werden nicht nur die Kopfschmerztage, sondern auch die Kopfschmerzintensität, die kopfschmerzbezogene Beeinträchtigung und zum Teil auch der Verbrauch an Akutmedikation. Die Wirkung von Botulinumtoxin ist bei Patienten mit Medikamentenübergebrauch nicht signifikant schlechter als bei Patienten ohne Medikamentenübergebrauch (Silberstein, 2013). Das praktische Vorgehen der Botulinumtoxinbehandlung mit den Injektionsorten wird in Abb. 6.1 illustriert. Injiziert werden 155 bis 195 Einheiten Botulinumtoxin A im Abstand von mindestens drei Monaten, um eine Entstehung von Antikörpern zu vermeiden.

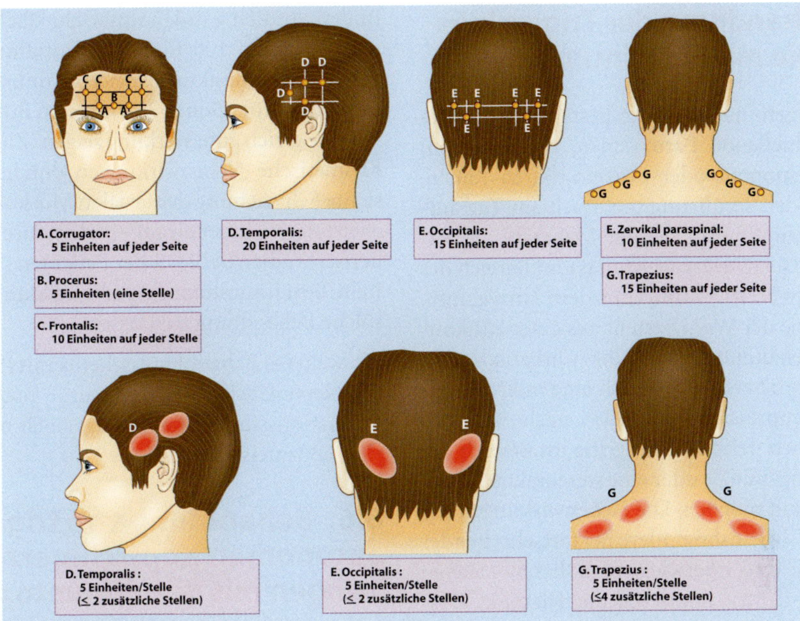

Abb. 6.1: Injektionsschema der PREEMPT I- und -II-Studien (Fachinformation).

6.3. Behandlung des Kopfschmerz vom Spannungstyp mit Botulinumtoxin

Beim Kopfschmerz vom Spannungstyp handelt es sich um einen primären Kopfschmerz leichter bis mittlerer Intensität. Die Kopfschmerzen sind bilateral ausgeprägt, von dumpf-drückendem Charakter, nehmen bei körperlicher Aktivität nicht zu und werden nicht von vegetativen Symptomen begleitet. Häufig findet sich zusätzlich eine erhöhte Druckschmerzhaftigkeit der perikraniellen Muskulatur bei der manuellen Palpation (ICHD-3; 2018). Die Akuttherapie kann mit NSAR, Analgetika, Mischanalgetika oder Pfefferminzöl erfolgen, in der Prophylaxe sind insbesondere bei häufigem Auftreten am ehesten noch Trizyklika (z.B. Amitriptylin) erfolgsversprechend (Straube, 2012). Gerade wegen der erhöhten Druckempfindlichkeit der perikraniellen Muskulatur lag es nahe, zur Behandlung Botulinumtoxin einzusetzen. Es konnte jedoch weder für den episodischen noch für den chronischen Kopfschmerz vom Spannungstyp ein Wirksamkeitsnachweis in placebokontrollierten klinischen Studien erbracht werden (Jackson, 2012). Deshalb besteht weder eine Zulassung noch ist eine Behandlung zu Lasten der Krankenkasse möglich, was ein gutes Ansprechen einzelner Patienten jedoch nicht ausschließt.

6.4. Muskuläre Triggerpunkttherapie mit Botulinumtoxin

Botulinumtoxin bietet sich aufgrund des Wirkmechanismus zur Behandlung muskulärer Triggerpunkte an – der Wirksamkeitsnachweis für diese Therapie steht jedoch aus. Ein aktuelles Cochrane Review schloss alle placebokontrollierten Studien ein, in denen myofaszielle Schmerzen behandelt wurden. Studien im Bereich des Kopfes und Halses wurden dabei nicht berücksichtigt (Soares, 2014). In den Studien wurden 40 bis 50 Einheiten Botulinumtoxin A in die Triggerpunkte nach unterschiedlichen Schemata (z.B. 5 Einheiten in jeden Triggerpunkt) injiziert. Nur in einer Studie, die in das Review eingeschlossen wurde, gelang es, eine Überlegenheit hinsichtlich der Schmerzintensität und der täglichen Zeit mit Schmerzen der Therapie mit Botulinumtoxin A gegenüber Placebo zu belegen (Göbel, 2006). Botulinumtoxin ist zur Behandlung myofaszieller Schmerzen nicht zugelassen.

6.5. Behandlung der Trigeminusneuralgie mit Botulinumtoxin

Bei der Trigeminusneuralgie bestehen elektrisierend einschießende Paroxysmen, die Sekunden andauern, spontan oder evoziert durch Kauen, Sprechen oder Berührung mehrfach am Tag auftreten. Zugrunde liegt bei der Mehrzahl der Patienten ein Gefäß-Nerven-Kontakt im Bereich des Austritts des N. trigeminus aus dem Hirnstamm. Die Therapie der Wahl besteht aus einer antikonvulsiven Behandlung (1. Wahl: Carbamazepin). Eine kausale Therapie ist durch eine mikrovaskuläre Dekompressionsoperation nach Jannetta möglich, auch periphere Eingriffe im Bereich des Ganglion trigeminale oder eine stereotaktische Bestrahlung sind möglich. Die Nebenwirkungen der Antikonvulsiva, insbesondere bei fortschreitender Erkrankung und überwiegend höheren Lebensalter der Patienten limitieren die Therapie. Deshalb wurde in den vergangenen Jahren auch Botulinumtoxin zur Behandlung evaluiert. Es wurden mehrere offene prospektive Studien und in Folge auch eine placebokontrollierte, doppelblinde Studien publiziert (Hu, 2013). Ein Ansprechen wird bei 70-100 % der Patienten berichtet, es kann zur Reduktion der Schmerzintensität und der Attackenfrequenz etwa vier Wochen nach der Behandlung kommen. Die Behandlung erfolgt intrakutan in dem Bereich des Gesichtes, in dem die Schmerzen auftreten oder im Bereich der Triggerzonen der Neuralgie (☞ Abb. 6.2).

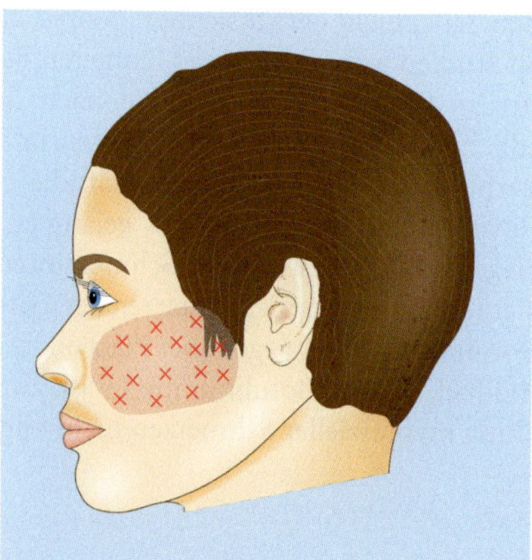

Abb. 6.2: Injektionsschema zur Behandlung der Trigeminusneuralgie. Modifiziert nach Wu, 2012.

In den Studien wurden unterschiedlichste Dosierungen bis zu 100 Einheiten Botulinumtoxin A verwendet. Eine aktuelle placebokontrollierte Studie konnte für 25 und 75 Einheiten Botulinumtoxin eine gleich gute Wirkung zeigen (Zhang, 2014). Kosmetische Nebenwirkungen durch eine transiente Schwächung der fazialen Muskulatur treten allerdings nicht selten auf – in den placebokontrollierten Studien bei 23 % der Patienten (Wu, 2012). Kein Botulinumtoxinpräparat ist aktuell für eine solche Behandlung zugelassen.

Ein weiteres Behandlungsschema mit Injektion an die Nervenaustrittspunkte wurde publiziert, die Evaluationsstudie ist allerdings noch nicht publiziert (Burmeister, 2015).

6.6. Behandlung von trigeminoautonomen Kopfschmerzerkrankungen mit Botulinumtoxin

Trigeminoautonome Kopfschmerzerkrankungen sind durch halbseitigen Kopfschmerz, der kontinuierlich (Hemicrania continua) oder in Attacken (Cluster, paroxysmale Hemicranie, SUNCT [*short-lasting unilateral neuralgiform headache with conjunctival injection and tearing*], SUNA [*short lasting neuralgiform attacks with autonomic symptoms*]) auftritt und von autonomen Symptomen begleitet ist (Augentränen, Ptosis, Nasenlaufen oder Nasenkongestion u.a.) gekennzeichnet (ICHD-3, 2013). Die Standardtherapie erfolgt medikamentös beim Clusterkopfschmerz als Attackentherapie mit Sauerstoff und/oder Triptanen sowie prophylaktisch mit Verapamil und Lithium (Clusterkopfschmerz), Indometacin (Paroxysmale Hemicranie, Hemicrania continua) oder Lamotrigin (SUNCT, SUNA). Therapierefraktäre Verläufe bzw. Unverträglichkeit der Medikation sind keinesfalls selten, so dass auch Botulinumtoxin zur Behandlung trigeminoautonomer Kopfschmerzerkrankungen eingesetzt wurde.

Drei Patienten mit episodischem und neun Patienten mit chronischem Clusterkopfschmerz wurden in einer offenen Studie mit 50 Einheiten Botulinumtoxin A ipsilateral zum Kopfschmerz behandelt. Vier der Patienten mit einem chronischen Clusterkopfschmerz zeigten einen Therapieeffekt (1x Attackenfreiheit, 2x Attackenreduktion, 1x Reduktion eines zusätzlichen Dauerkopfschmerzes) bei sehr guter Verträglichkeit (Sostak, 2007). Eine aktuelle Studie untersuchte nun in einem offenen Design die technisch aufwändige Injektion von 25 und 50 Einheiten Botulinumtoxin ins Ganglion sphenopalatinum beim therapierefraktären Clusterkopfschmerz. Aktuell sind die Daten sind nicht ausreichend, um diese Therapie abschließend zu beurteilen (Bratbak, 2015).

Fünf von neun Patienten mit Hemicrania continua zeigten eine mindestens 50%ige Kopfschmerzreduktion in einer Fallserie mit einer offenen Behandlung mit Botulinumtoxin. Behandelt wurden die Patienten analog nach dem PREEMPT-Schema für die Behandlung einer chronischen Migräne (Miller, 2015; Aurora, 2011).

Publiziert wurde eine Kasuistik eines erfolgreich mit Botulinumtoxin behandelten Patienten mit SUNCT-Syndrom, eingesetzt wurden 40 Einheiten Botulinumtoxin A an vier periorbitalen Injektionspunkten (Zabalza, 2012).

6.7. Botulinumtoxin zur Behandlung zervikogener Kopfschmerzen

Zervikogene Kopfschmerzen sind klassifikatorisch seit Jahrzehnten umstritten. Es handelt sich dabei um Kopfschmerzen, die kausal auf eine Veränderung im Bereich der Halswirbelsäule zurückzuführen sind. Eine Studie untersuchte in einem doppelblinden placebokontrollierten Crossover-Design die Wirkung von 100 Einheiten Botulinumtoxin bei Patienten mit zuvor therapierefraktärem zervikogenem Kopfschmerz (Linde, 2011). Injiziert wurden die okzipitale Muskulatur, der M. splenius capitis, der M. sternocleidomastoideus und der M. levator scapulae. Weder die Kopfschmerzhäufigkeit noch die -intensität oder der Verbrauch an Akutmedikation gingen signifikant zurück. Es gibt somit keinen Beleg für die Wirksamkeit von Botulinumtoxin in dieser Indikation, eine Zulassung besteht nicht.

6.8. Botulinumtoxin zur Behandlung neuropathischer Schmerzen

Neuropathische Schmerzen sind auf eine Affektion des peripheren oder zentralen Nervensystems zurückzuführen (☞ Kap. 3.). Fokussiert werden soll hier auf periphere neuropathische Schmerzen.

Es wird postuliert, dass Botulinumtoxin durch eine Verminderung der Neurotransmitterfreisetzung von Substanz P, Glutamat und CGRP die zentrale und periphere Sensibilisierung beim neuropathischen Schmerz (☞ Kap. 2.) reduzieren kann (☞ Abb. 6.3). Neue Daten implizieren auch, dass Botulinumtoxin in der Lage ist, die Expression des TRPV1-Rezeptors in nozizeptiven Fasern zu modifizieren. In Abb. 6.3 wird dargestellt, dass die Translokation dieses Rezeptors in die Zellmembran durch Botulinumtoxin vermindert wird. Damit könnte eine periphere Sensibilisierung beim neuropathischen Schmerz (☞ Kap. 2.) deutlich reduziert werden.

Eine initiale kontrollierte Studie zeigte eine Wirksamkeit von Botulinumtoxin A bei peripheren territorialen neuropathischen Schmerzen (Ranoux et al., 2008). Die Patienten bekamen eine einmalige intradermale individualisierte Injektion zwischen 20-190 Einheiten in das betroffene schmerzhafte Areal. Bis zu 14 Wochen nach Injektion kam es zu einer signifikanten Reduktion des Spontanschmerzes. Ebenfalls reduzierte sich eine begleitende mechanische Allodynie.

Eine weitere randomisierte, doppelblinde, placebokontrollierte Studie (Attal et al., 2016) untersuchte die Wirksamkeit einer Injektion von Botulinumtoxin A bei peripheren neuropathischen Schmerzen. Insgesamt wurden 152 Patienten rekrutiert, davon konnten 68 in die eigentliche Studie eingeschlossen werden. Bei 34 Patienten wurde Botulinumtoxin A injiziert, bei 32 Placebo. Botulinumtoxin A reduzierte signifikant die Schmerzintensität über 24 Wochen verglichen mit Placebo. 56 % der Teilnehmer in der Botulinumtoxin A-Gruppe hatten Schmerzen während der Injektion, 53 % in der Placebo-Gruppe. Die Behandlung war insbesondere bei Patienten mit erhaltenem nozizeptiven Input wirksam. Besonders gut sprachen Patienten mit einer Allodynie und minimalen thermischen Ausfallserscheinungen an.

Eine Übersicht stellt die bislang durchgeführten kontrollierten und offenen klinischen Studien zur Therapie neuropathischer Schmerzen mit Botulinumtoxin umfassend dar (Oh, 2015). Untersucht wurden die postherpetische Neuralgie (randomisierte kontrollierte Studien, RCT), die Trigeminusneuralgie (RCT; ☞ dazu auch Kap. 6.5.), Neuralgien nach operativ bedingten Nervenverletzun-

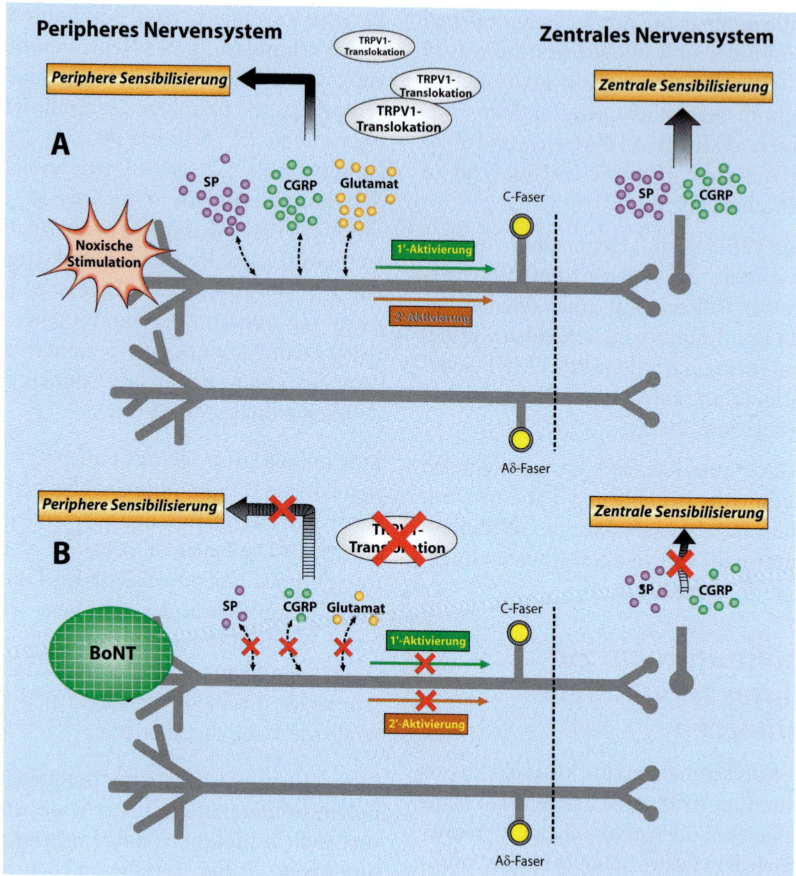

Abb. 6.3: Postulierter Wirkmechanismus für Botulinumtoxin beim neuropathischen Schmerz. Modifiziert nach Oh, 2015.

gen (nichtrandomisierte kontrollierte Studie), CRPS (RCT), Diabetische Neuropathien (RCT), Karpaltunnelsyndrom (RCT), Phantomschmerzen (RCT) und kasuistisch Rückenmarksverletzungen. Bei der postherpetischen Neuralgie wurden zwischen 20 und 190 Einheiten Botulinumtoxin A intradermal injiziert. Zwei placebokontrollierte Studien konnten hier signifikante Effekte belegen. Für Neuralgien nach chirurgischen Eingriffen konnte eine placebokontrollierte randomisierte Studie einen signifikanten Effekt belegen, es werden weitere Studien gefordert. Zwei Studien zeigten signifikante Effekte in der Behandlung der diabetischen Neuropathie, verwendet wurden 100 Einheiten Botulinumtoxin A.

In einer anderen Metaanalyse (Halb et al., 2017) wurde ebenfalls eine systematische Literaturrecherche betrieben. Es wurden insgesamt 11 relevante Publikationen (fünf Fallberichte oder Serien und sechs prospektive Studien) isoliert. Diese Literatur zeigt, dass Botulinumtoxin eine wirksame Therapieoption insbesondere bei der Post-Zoster Neuralgie darstellen könnte. Für die Post-Zoster-Neuralgie wurde dabei eine NNT von 3.03 errechnet. Es zeigten sich nicht nur Effekte auf die Schmerzhaftigkeit der Erkrankung sondern auch auf sekundäre Endpunkte wie beispielsweise Lebensqualität und Schlafqualität. Die meisten der berichteten Nebenwirkungen konzentrierten sich auf lokale Störungen.

Für die Wirksamkeit von Botulinumtoxin A bei der Occipitalisneuralgie liegen aktuell keine ausreichenden Studiendaten vor, bislang wurden nur eine retrospektive Fallserie mit 6 Patienten und eine offene Pilotstudie publiziert.

Die bisherigen Studien belegen keine Wirksamkeit von Botulinumtoxin zur Behandlung des Karpaltunnelsyndroms.

Zur Therapie des komplexen regionalen Schmerzsyndroms (CRPS) mit Botulinumtoxin wurden randomisierte placebokontrollierte Studien und offene Studien durchgeführt. Eingesetzt wurden bis zu 300 Einheiten Botulinumtoxin. In einer Studie wurden lumbale Sympathikusblockaden mit Botulinumtoxin A durchgeführt (Vergleich mit Lokalanästhetikum zur Blockade). Die Ergebnisse sind allerdings insgesamt widersprüchlich, eine generelle Empfehlung kann nicht gegeben werden.

Eine randomisierte doppelblinde Pilotstudie wurde bei Patienten mit Phantomschmerzen durchgeführt, injiziert wurden 250 oder 300 Einheiten Botulinumtoxin alleine oder in Kombination mit Lidocain und Steroiden. Extremitätenschmerz und Schmerztoleranz verbesserten sich, nicht jedoch der Phantomschmerz selbst. Für keine dieser Indikationen besteht aktuell eine Zulassung.

Eine pragmatische Anwendung von Botulinumtoxin beim neuropathischen Schmerz zeigt Abbildung 6.4.

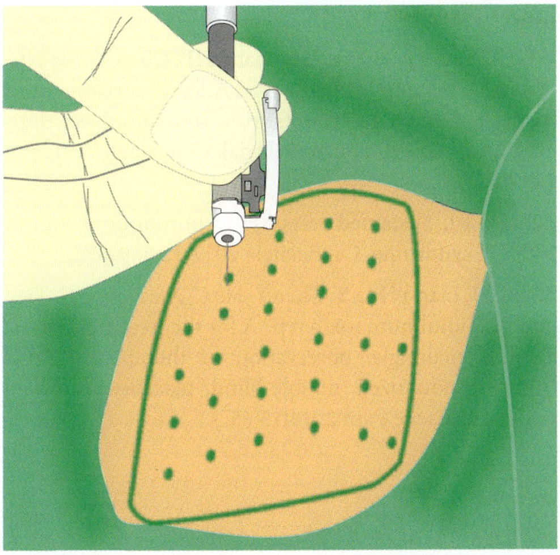

Abb. 6.4: Anwendungsbeispiel von Botulinumtoxin A beim neuropathischen Schmerz. Vor der Applikation wurde das Areal der dynamisch-mechanischen Allodynie oder der Hyperalgesie psychophysiologisch ausgetestet und markiert. Alternativ markiert man das vom Patienten angegebene schmerzhafte Areal. Anschließend erfolgt die Anwendung von 5 Units pro Punkt in einem Raster (Rastergröße circa 1,0 bis 1,5cm) mittels einer 30-Gauge-Kanüle. Eine vorherige Kühlung kann eine gewisse Analgesie während der Applikation vermitteln (eigene Erfahrung und modifiziert nach Halb et al, 2015).

6.9. Literatur

Attal N, de Andrade DC, Adam F et al. Safety and Efficacy of Repeated Injections of Botulinum Toxin A in Peripheral Neuropathic Pain (BOTNEP): A Randomised, Double-Blind, Placebo-Controlled Trial. Lancet Neurol 2016;15:555-65.

Aurora SK, Dodick DW, Turkel CC et al. OnabotulinumtoxinA for treatment of chronic migraine: Results from the double-blind, randomized, placebo-controlled phase of the PREEMPT 1 trial. Cephalalgia 2010;30: 793-803.

Aurora SK, Winner P, Freeman MC, Spierings EL, Heiring JO, DeGryse RE, VanDenburgh AM, Nolan ME, Turkel CC. OnabotulinumtoxinA for treatment of chronic migraine: pooled analyses of the 56-week PREEMPT clinical program. Headache 2011;51:1358-73.

Bratbak DF, Nordgård S, Stovner LJ, Linde M, Folvik M, Bugten V, Tronvik E. Pilot study of sphenopalatine injection of onabotulinumtoxinA for the treatment of intractable chronic cluster headache. Cephalalgia 2016;36:503-9.

Burmeister J, Holle D, Bock E, Ose C, Diener HC, Obermann M. Botulinum Neurotoxin Type A in the Treatment of Classical Trigeminal Neuralgia (BoTN): Study Protocol for a Randomized Controlled Trial. Trials 2015; 16:550.

Cernuda-Morollón E, Martínez-Camblor P, Ramón C, Larrosa D, Serrano-Pertierra E, Pascual J. CGRP and VIP levels as predictors of efficacy of Onabotulinumtoxin type A in chronic migraine. Headache 2014;54:987-95.

Diener HC, Dodick DW, Aurora SK et al. OnabotulinumtoxinA for treatment of chronic migraine: Results from the double-blind, randomized, placebo-controlled phase of the PREEMPT 2 trial. Cephalalgia 2010;30: 804-14.

Fachinformation Fa. Pharm Allergan, BOTOX® 50/100/200 Allergan-Einheiten, 2014 (Fachinformation Botulinumtoxin A http://www.fachinfo.de/pdf/020408 (Onlinezugriff am 23.11.2015).

Gaul C, Holle-Lee D, Straube A. [Botulinum toxin type A in headache treatment: Established and experimental indications]. Nervenarzt 2016;87:853-9.

Göbel H, Heinze A, Reichel G, Hefter H, Benecke R. Dysport myofascial pa in s tudy group. Efficacy and safety of a single botulinum type A toxin complex treatment (Dysport) for the relief of upper back myofascial pain syndrome: results from a randomised double-blind placebo-controlled multicentre study. Pain 2006;125:82-8.

Halb L, Amann BJ, Bornemann-Cimenti H. [Use of intracutaneous or subcutaneous botulinum toxin for postherpetic neuralgia]. Nervenarzt 2017;88:408-414.

Headache Classification Committee of the International Headache Society (IHS): The International Classification of Headache Disorders, 3rd edition. Cephalalgia 2018;38:1-211.

Headache Classification Subcommittee. The international classification of headache disorders. 2nd edition. Cephalalgia 2004;24 Suppl 1:1-160.

Hu Y, Guan X, Fan L, Li M, Liao Y, Nie Z, Jin L. Therapeutic efficacy and safety of botulinum toxin type A in trigeminal neuralgia: a systematic review. J Headache Pain 2013;14:72.

Jackson JL1, Kuriyama A, Hayashino Y. Botulinum toxin A for prophylactic treatment of migraine and tension headaches in adults: a meta-analysis. JAMA 2012;307: 1736-45.

Kerner J. Das Fettgift oder die Fettsäure und ihre Wirkungen auf den thierischen Organismus, ein Beytrag zur Untersuchung des in verdorbenen Wursten giftig wirkenden Stoffes. Stuttgart, Tübingen: Cotta, 1822.

Khalil M, Zafar HW, Quarshie V, Ahmed F. Prospective analysis of the use of OnabotulinumtoxinA (BOTOX) in the treatment of chronic migraine; real-life data in 254 patients from Hull, U.K. J Headache Pain 2014;15.

Linde M, Hagen K, Salvesen Ø, Gravdahl GB, Helde G, Stovner LJ. Onabotulinum toxin A treatment of cervicogenic headache: a randomised, double-blind, placebo-controlled crossover study. Cephalalgia 2011;31:797-807.

Miller S, Correia F, Lagrata S, Matharu MS. OnabotulinumtoxinA for hemicrania continua: open label experience in 9 patients. J Headache Pain 2015;16:19.

Oh HM, Chung ME. Botulinum Toxin for Neuropathic Pain: A Review of the Literature. Toxins (Basel) 2015; 7:3127-54.

Ranoux D, Attal N, Morain F, Bouhassira D, Botulinum toxin type A induces direct analgesic effects in chronic neuropathic pain. Ann Neurol 2008; 64(3): 274-83.

Ruscheweyh R, Förderreuther S, Gaul C, Gendolla A, Holle-Lee D, Jürgens T, Neeb L, Straube A. [Treatment of chronic migraine with botulinum neurotoxin A : Expert recommendations of the German Migraine and Headache Society]. Nervenarzt 2018;89:1355-1364.

Scott AB. Botulinum toxin injection of eye muscles to correct strabismus. Trans Am Ophthalmol Soc 1981;79: 734-70.

Silberstein SD, Blumenfeld AM, Cady RK et al. OnabotulinumtoxinA for treatment of chronic migraine: PREEMPT 24-week pooled subgroup analysis of patients who had acute headache medication overuse at baseline. J Neurol Sci 2013;331:48-56.

Soares A, Andriolo RB, Atallah AN, da Silva EM. Botulinum toxin for myofascial pain syndromes in adults. Cochrane Database Syst Rev 2014;7:CD007533.

Sostak P, Krause P, Förderreuther S, Reinisch V, Straube A. Botulinum toxin type-A therapy in cluster headache: an open study J Headache Pain 2007;8:236-41.

Straube A, Gaul C, Förderreuther S, Kropp P, Marziniak M, Evers S, Jost WH, Göbel H, Lampl C, Sándor PS, Gantenbein AR, Diener HC; German Migraine and Headache Society; German Society for Neurology; Austrian Headache Society; Swiss Headache Society. Therapie und Versorgung bei chronischer Migräne. Expertenempfehlung der Deutschen Migräne- und Kopfschmerzgesellschaft/Deutsche Gesellschaft für Neurologie sowie der Österreichischen Kopfschmerzgesellschaft/Schweizerischen Kopfwehgesellschaft. Nervenarzt 2012;83: 1600-8.

Straube A, Gaul C, Sandor P, Lampl C, May A, Kropp P. Malzacher V. Therapie des episodischen und chronischen Kopfschmerzes vom Spannungstyp und anderer täglicher Kopfschmerzen in: Diener und Weimar Leitlinien für Diagnostik und Therapie in der Neurologie, Thieme Verlag Stuttgart 2012, Seiten 719-730.

Tsui JK, Eisen A, Stoessl AJ, Calne S, Calne DB. Double-blind study of botulinum toxin in spasmodic torticollis. Lancet 1986;2(8501):245-7.

Wu CJ, Lian YJ, Zheng YK, Zhang HF, Chen Y, Xie NC, Wang LJ. Botulinum toxin type A for the treatment of trigeminal neuralgia: results from a randomized, double-blind, placebo-controlled trial. Cephalalgia 2012;32: 443-50.

Zabalza RJ. Sustained response to botulinum toxin in SUNCT syndrome. Cephalalgia 2012;32:869-872.

Zhang H, Lian Y, Ma Y, Chen Y, He C, Xie N, Wu C. Two doses of botulinum toxin type A for the treatment of trigeminal neuralgia: observation of therapeutic effect from a randomized, double-blind, placebo-controlled trial. J Headache Pain 2014;15:65.

7. Spezielle Substanzen

Neben den bekannten, zugelassenen und häufig verwendeten topischen Analgetika existiert eine Vielzahl anderer Substanzen, die in der Schmerzmedizin grundsätzlich eingesetzt werden können. Einige davon haben klinische Bedeutung erhalten und sollen im Folgenden dargestellt werden. Zu diesen Substanzen zählen Amitriptylin und Doxepin (☞ Kap. 7.1.), Ketamin (☞ Kap. 7.2.), Ambroxol (☞ Kap. 7.3.), Opioide und Cannabinoide (☞ Kap. 7.4.), Dimethylsulfoxid (☞ Kap. 7.5.) sowie Clonidin (☞ Kap. 7.6.) und Phenytoin (☞ Kap. 7.7.).

7.1. Amitriptylin und Doxepin

Trizyklische Antidepressiva blockieren die neuronale Wiederaufnahme von Noradrenalin und Serotonin durch Hemmung von Membrantransportern und wirken zusätzlich (in Abhängigkeit der Substanz) lokalanästhetisch durch die Blockade von Natriumkanälen. Auch eine Verminderung der efferenten Sympathikusaktivität, ein NMDA-Rezeptor-Antagonismus und eine Hemmung der Freisetzung von Entzündungsmediatoren werden als Grundlage der bereits lange nachgewiesenen antinozizeptiven Wirkung diskutiert (Sawynok et al., 2001). Es ist davon auszugehen, dass diese Mechanismen auch bei einer topischen Anwendung die analgetische Wirkung von Trizyklika bedingen.

Amitriptylin wurde topisch meist 2%ig verwendet (Lynch et al., 2003; Lynch et al., 2005; Sawynok, 2014a). Zwar liegen mit Amitriptylin die meisten Erfahrungen vor, aber auch für topisches **Doxepin** in einer Konzentration von 3,3 bis 5% konnte beim Menschen eine Wirkung bei neuropathischen Schmerzen nachgewiesen werden (McCleane, 2000). Die Substanz soll vergleichbar wirksam und verträglich sein wie Amitriptylin (Sawynok et al., 2001). Allerdings ist der Gesamteffekt beider Monosubstanzen, betrachtet man doppelblind angelegte Studien, insgesamt nicht sehr ausgeprägt. Wahrscheinlich ist dies auch der Grund dafür, dass es bis heute kein zugelassenes Trizyklikum als Fertigprodukt für die Schmerztherapie gibt.

Eine zusätzliche Beobachtung erscheint für den klinischen Einsatz bedeutsam: eine Schmerzreduktion durch topische Trizyklika ist möglicherweise im Verlauf mehrerer Tage zunehmend zu verzeichnen, die Einmalanwendung also nicht alleine aussagekräftig. In einer Pilotstudie war der analgetische Effekt von topischen Amitriptylin 1% nach 3 Tagen erkennbar (Lynch et al., 2003), in einer anderen Studie mit topischen Doxepin waren neuropathische Schmerzen frühestens nach 10 Tagen reduziert (McCleane, 2000). Eine ähnliche Beobachtung machten auch Lynch et al. (Lynch et al., 2005): die Arbeitsgruppe konnte einen analgetischen Effekt sowohl für Amitriptylin, als auch für Ketamin und deren Kombination über 3 Wochen *zunehmend* beobachten (☞ Abb. 7.1). Auf bemerkenswerte Weise deckt sich dies mit der Beobachtung einer ebenfalls zunehmenden Wirkung von topischem Lidocain 5% über längere Anwendung (☞ Abb. 5.1) und mit klinischen Beobachtungen bei Serien von Lokalanästhetika als Injektion und Infusion.

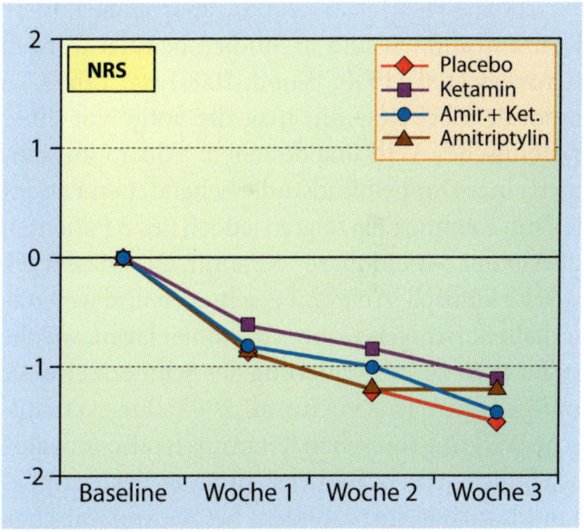

Abb. 7.1: Schmerzreduktionen verschiedener Behandlungsgruppen im Zeitverlauf (Numerische Ratingskala, NRS). Modifiziert nach Lynch 2005.

7.2. Ketamin

In sensorischen Afferenzen wird u.a. der erregende Transmitter Glutamat synthetisiert, zur Peripherie transportiert und in Abhängigkeit von Gewebeverletzung und noxischer Stimulation freigesetzt (☞ auch Kap. 2.). Glutamat erregt NMDA-Rezeptoren (also Glutamatrezeptoren) im nozizeptiven System, welche nicht nur in Hinterhornzellen, sondern eben auch auf afferenten, sensorischen

Nervenendigungen nachgewiesen werden konnten. NMDA-Rezeptoren sind damit nicht nur zentralnervös bei systemischer Applikation, sondern auch peripher ein rationales Angriffsziel für den (dort topisch applizierten) NMDA-Rezeptorantagonisten Ketamin.

Zahlreiche klinische Beobachtungen sprechen für eine analgetische Wirkung von topischem Ketamin (☞ Tab. 7.1), wenngleich dies bisher nicht in großen Doppelblindstudien vollständig gesichert wurde oder sogar zur Zulassung eines Medikamentes geführt hat. Eine gute Übersicht findet sich bei Sawynok 2014 (Sawynok, 2014b). Kasuistisch wurden z.B. Schmerzreduktionen nach topischem Ketamin bei sympathisch unterhaltenden Schmerz (SMP) (Crowley et al., 1998; Ushida et al., 2002) und Tumorschmerzen (Wood, 2000) berichtet. Bei CRPS I beeinflusste eine 10%ige Ketamin-Crème nicht nur die Schmerzstärke, sondern darüber hinaus auch sensorische Funktionen trotz minimaler Plasmaspiegel (Finch et al., 2009).

Lynch et al. verwenden Ketamin 1%ig (Lynch et al., 2003; Lynch et al., 2005), aber auch höhere Konzentrationen sind in Studien benutzt worden (Crowley et al., 1998; Wood, 2000) (☞ Tab. 7.1). Besonders bei Ketamin mag die Sorge vor einer systemischen Wirkung bestehen. Von 45 im Rahmen einer Doppelblindstudie behandelten Patienten mit Ketamin 1% zeigten jedoch nur 3 Patienten überhaupt erkennbare Ketamin-Plasmaspiegel, welche klinisch irrelevant erschienen und weit unterhalb derjenigen Konzentrationen lagen, welche systemisch zur Veränderung der Schmerzschwelle nötig erscheinen (Lynch et al., 2005). Eine systemische Wirkung topischen Ketamins ist also unwahrscheinlich. Unter Berücksichtigung der peripheren Plastizität, insbesondere bei neuropathischen Schmerzen, darf auch nicht vergessen werden, dass die Wirkung von topischem Ketamin bei verschiedenen Schmerzausprägungen sowie gegenüber Gesunden grundsätzlich andersartig ausfallen könnte.

Ketaminhydrochlorid (entspricht Ketamin 10.0)	11,5 g
Citronensäure wasserfrei	0,38 g
Natriummonohydrogenphosphat-$12H_2O$	2,45 g
Propylenglycol	17,7 g
Poloxamer 407	15,9 g
Aqua ad inject.	52,07 g

Tab. 7.2: Rezeptur zur Herstellung eines 10%igen Ketamin-Gels in 18 % Poloxamer-Gel. 1 Gramm Gel enthält 100 mg Ketamin, gesamt 100 Gramm.

7.2.1. Substanzkombinationen

Da es keine präklinischen Daten zu Kombinationstherapien gibt, können Erkenntnisse zur Optimierung der Wirksamkeit aktuell allenfalls klinisch abgeleitet werden. In einer randomisierten, kontrollierten Doppelblindstudie war die Kombination von topischem Amitriptylin 2% und Ketamin 1% bei neuropathischen Schmerzen nicht wirksamer als die Einzelsubstanzen (Lynch et al., 2005). Eine andere randomisierte Doppelblindstudie verwendete eine Kombination von höher konzentrierten Einzelsubstanzen: Amitriptylin 4% und Ketamin 2% wurden bei 250 Patienten bei Post-Zoster-Neuralgie eingesetzt. Das Ausmaß der Schmerzreduktion lag unabhängig vom Krankheitsbild zwischen 1,1 und 1,5 NRS-Punkten bei unbedeutenden Blutspiegeln. Lynch (Lynch et al., 2005) beschreibt die Rezeptur hier leider nicht, sondern lediglich, dass als Transportcrème eine "moisturizing cream-like base" verwendet wurde.

Konzentration	Krankheitsbild	Autor
Ketamin 10%	CRPS (n=20)	Funch et al., 2009
Ketamin 0,5-5%	SMP (n=5)	Crowley, 1998
Ketamin 1%	CRPS (n=3), PHN (n=1), lumbale Radikulopathie (n=1)	Gammaitoni, 2000
Ketamin 0,25-1,5%	CRPS Typ 1 (n=5), Typ 2 (n=2)	Ushida, 2002
Ketamin 5%	PHN (n=16)	Quan, 2003
Ketamin 10%	Sulcus-ulnaris-Syndrom (n=1)	Keppel, 2012

Tab. 7.1: Erfolgreiche Analgesie durch topisches Ketamin als Monosubstanz (Kasuistiken und Fallserien). **CRPS**: *complex regional pain syndrom*; **SMP**: *sympathetically maintained pain*; **PHN**: postherpetische Neuralgie.

7.3. Ambroxol

Ambroxol ist seit 1979 für respiratorische Erkrankungen zugelassen und mittlerweile frei verkäuflich. Schon früh wurden lokalanästhetische Eigenschaften erkannt (Klier & Papendick, 1977), weshalb Ambroxol-haltige Lutschpastillen auch zur Behandlung von Halsschmerzen zugelassen sind (de Mey et al., 2008). Die Substanz ist strukturell den bekannten Lokalanästhetika ähnlich (es besitzt die sogenannte Löfgren-Struktur, d.h. ein lipophiler Teil ist über eine Zwischenkette mit einem hydrophilen Teil verbunden) und bindet wie diese an eine spezifische Bindungsstelle des Natriumkanals (Leffler et al., 2010). Ambroxol blockiert ebenfalls den Natriumeinstrom an spannungsabhängigen Natriumkanälen, was zur Reduktion der Aktionspotential-Frequenz und damit der intraneuralen Signaltransduktion führt. Ambroxol nutzt damit also prinzipiell die gleichen Lokalanästhetikum-Bindungsstellen wie Lidocain und Amitriptylin. Dennoch zeigte bisher keine der für neuropathische Schmerzen verwendeten Substanzen (incl. Lokalanästhetika, Antidepressiva und Antikonvulsiva) eine relevante Selektivität für den Na_V 1.8 Kanal vergleichbar zu Ambroxol (Leffler et al., 2010; Weiser, 2006b). Dieser Kanal-Subtyp wird bevorzugt in nozizeptiven C-Fasern exprimiert (Akopian et al., 1996; Blair und Bean, 2002; Renganathan et al., 2001; Zimmermann et al., 2007). Ambroxol ist dabei im Vergleich zu anderen Lokalanästhetika interessanterweise ein ausgesprochen potenter Blocker spannungsabhängiger Natriumkanäle. Es hemmt Natriumkanäle mit ca. 40-fach höherer Potenz als Lidocain (Weiser, 2006a). Im Tiermodel werden durch Ambroxol Verhaltensweisen auf nozizeptive Stimuli auch in chronischen Modellen unterdrückt (Gaida et al., 2005; Hama et al., 2010; Leffler et al., 2010; Moon et al., 2012).

Da die Toxizität der Substanz vergleichsweise sehr gering ist (Zhang et al., 2013; Zwissler, 2002), kann man nachvollziehen, dass kürzlich auch topische Behandlungsversuche mit einer Ambroxol-haltigen Darreichungsform unternommen wurden. Kern und Weiser (Kern und Weiser, 2015) verwendeten dabei ursprünglich eine 20%ige Crème (Ambroxol-Crème 20%, 50,0 g: Ambroxol 10,0 g, Dimethylsulfoxid (DMSO) 5,0 g, Linola-Crème ad 50,0 g) und berichteten in Fallserien sowohl über erfolgreiche Behandlungen von neuropathischen Schmerzen als auch von nozizeptiven Schmerzen (Kern und Weiser, 2015). Klinische Beobachtungen zeigten in den vergangenen Jahren, dass DMSO in der Rezeptur aber nicht benötigt wird und der Ersatz durch mittelkettige Triglyceride in gleicher Dosis nicht zu einem Wirkverlust führt und auch eine 10%ige Rezeptur (mit dann niedrigerem Preis) ebenfalls fast immer vergleichbar wirksam ist (☞ Tab. 7.2). In der Erstbeschreibung wurde ferner beobachtet, dass eine Wirkung von Ambroxol offenbar unabhängig davon war, ob auch Lidocain 5%-Pflaster bzw. Capsaicin 8% wirksam waren oder nicht. Ähnlich wie durch Lidocain 5%-Pflaster ließ sich auch eine Allodynie durch Ambroxol reduzieren. Die deckt sich mit Tierversuchen, in denen die Substanz nach systemischer und intrathekale Gabe verschiede Formen von Allodynie unterdrückte (Gaida et al., 2005; Moon et al., 2012).

Die klinisch beobachteten, z.T. eindrucksvollen Schmerzreduktionen durch topisches Ambroxol beim Menschen konnten mittlerweile in Fallserien auch bei den Krankheitsbildern Trigeminusneuralgie (Kern 2019) und CRPS (Maihöfner et al. 2018) beschrieben werden. Für Schmerzen im Rahmen einer Vulvodynie gibt es zwar etliche positive klinische Erfahrungen mit einer speziellen Rezeptur (☞ Tab. 7.2), aber noch keine Publikationen. Inwieweit neben einer Natriumkanal-Blockade bei den letzten beiden Krankheitsbildern auch eine Vielzahl möglicher weiterer Wirkmechanismen von Ambroxol (antiinflammatorische, antioxidative, antiödematöse u.a.m.) evtl. eine Rolle spielen, erfordert systematische Untersuchungen, zumal es mittlerweile auch Hinweise auf neuroprotektive, neuromodulierende und sogar neuroregenerative Wirkungen der Substanz gibt Alle bekannten Wirkmechanismen von Ambroxol sind in einem Hypothesenpapier zur Frage eines potentiellen Nutzens auch bei Fibromyalgieschmerzen aufgeführt (Kern und Schwickert-Nieswandt 2017). Der Einsatz topischen Ambroxols ist mittlerweile erkennbar verbreiteter als beispielsweise der von topischen Trizyklika, Ketamin, Clonidin oder Phenytoin.

Ambroxol Creme 20% (50 g)	
Ambroxolhydrochlorid	10,0 g
Mittelkettige Triglyceride	5 g
Creme mit ungesättigten Fettsäuren	ad 50 g
Ambroxol Creme 10% (50 g)	
Ambroxolhydrochlorid	5 g
Neutralöl	2,5 g
Creme mit ungesättigten Fettsäuren	ad 50 g
Ambroxol Vaginalcreme (50 g)	
Ambroxolhydrochlorid	10,0 g
Basiscreme DAC	20,0 g
Propylenglycol	4,0 g
Aqua purificata	16,0 g

Tab. 7.3: Rezepturen zur Herstellung einer 10 bzw. 20%igen Ambroxol-Creme (je 50 g) sowie einer Vaginalcreme (50 g).

7.4. Opioide und Cannabinoide

Da Opioidrezeptoren auch in der Peripherie eine wichtige Rolle spielen, stellt sich die Frage, ob eine **topische Gabe von Opioiden** sinnvoll ist. Dieses ist bis jetzt nur im Bereich der Palliativmedizin systematisch betrachtet worden (LeBon et al., 2009): Von 19 Studien einer systematischen Literatursuche (6 davon waren RCT's) beschrieben 18 Publikationen eine Schmerzlinderung. So ist zum Beispiel auch mit topischem Morphin bei Mucositis eine Schmerzlinderung möglich (Cerchietti et al., 2002). Dennoch ist die Datenlage bzgl. topischer Opiattherapie nicht völlig gesichert.

Der topische Einsatz von **Agonisten an den Cannabinoidrezeptoren CB1 und CB2** konnte zwar intradermal durch Capsaicin induzierte Schmerzen im humanen Modell senken (Rukwied et al., 2003). In einer kürzlichen Placebo-kontrollierten Untersuchung von topischem Cannabidiol bei 15 Patienten mit neuropathischen Schmerzen war dieses gegenüber 14 Kotrollpersonen überlegen (Xu et al. 2019), gesicherte Erkenntnisse bei chronischen Schmerzen bestehen aber klinisch oder gar aus doppelblinden Studien noch nicht. Bedacht werden muss bei diesem Behandlungsansatz grundsätzlich sicherlich die hohe Fettlöslichkeit der Cannabinoide, so dass systemisch relevante Blutspiegel denkbar sind.

7.5. Dimethylsulfoxid (DMSO)

7.5.1. DMSO als Substanz

Das Lösungsmittel **Dimethylsulfoxid** (DMSO) wurde 1866 von dem russischen Chemiker Alexander Saizew synthetisiert. Mittlerweile wird die Substanz in vielen Bereichen als Lösungsmittel verwendet, beispielsweise bei technischen Applikationen, im Labor und bei medizinischen Anwendungen. Seit den 50er Jahren wird es als kommerzielles Lösungsmittel in der Papierindustrie angewandt. So ist es u.a. ein Nebenprodukt der Zellstoffherstellung. 1961 untersuchte Dr. Stanley Jacob die Möglichkeit, flüssiges DMSO als Aufbewahrungsmedium für Transplantationsorgane zu verwenden. Er stellte fest, dass DMSO rasch biologische Membranen durchdringt, ohne sie zu schädigen.

In der **Schmerzmedizin** wird die Substanz insbesondere beim Komplex Regionalen Schmerzsyndrom (CRPS) angewandt (Maihöfner, 2014).

7.5.2. Wirkmechanismen von DMSO

DMSO hat in der Schmerzmedizin antiphlogistische, analgetische, vasodilatorische und antibakterizide Wirkungen. Bei entzündlichen Erkrankungen kann es als **Antioxidans**, d.h. als so genannter Radikalfänger fungieren. Bedingt durch eine Histaminfreisetzung führt es auch zu einer **Vasodilatation**. Dies kann bei Patienten mit Hautallergien eventuell zu Problemen führen. Auch **analgetische Wirkungen** sind beschrieben. Als Trägersubstanz für Substanzen, die topisch angewandt werden, befördert DMSO deutlich die Permeation. Schließlich zeigen Studien, dass 30 bis 50%ige Konzentrationen eine signifikante **Hemmung von verschiedenen Bakterien und Pilzen** bewirken können.

7.5.3. Einsatz beim Komplex Regionalen Schmerzsyndrom

Das Komplex Regionale Schmerzsyndrom (**CRPS**) gehört zu den neuropathischen Schmerzsyndromen und kann sich nach Extremitätentraumata oder sonstigen Verletzungen in ca. 3 bis 5 % der Fälle entwickeln. Es schließt eine klinisch charakteristische **Symptomentrias**, bestehend aus autonomen, motorischen und sensiblen Störungen, ein (Maihöfner, 2014).

In der Pathophysiologie des CRPS spielt u.a. eine **neurogene Entzündung** eine Rolle (☞ Kap. 2.). Im

Rahmen dieser Entzündung bilden sich vermutlich auch freie Radikale. Entsprechend kann der Einsatz von DMSO bei einem CRPS hilfreich sein (Maihöfner, 2014; Zuurmond et al., 1996).

Perez und Kollegen (2003) untersuchten in einer randomisierten und kontrollierten Studie die Wirksamkeit einer 50%igen DMSO-Salbe, die fünfmal täglich bei CRPS-Patienten angewandt wurde (Perez et al., 2003). Eine Placebosalbe diente als Kontrolle. Im Verlauf kam es zu einer signifikanten Reduktion eines Summenscores, in dem Symptome wie Schmerzen, Temperatur, Volumen der betroffenen Extremität und Bewegungsumfang eingingen. Es konnte gezeigt werden, dass DMSO vor allem bei einem warmen CRPS positive Effekte hat.

In der **klinischen Praxis ist** es zu empfehlen, dass die Salbe einmassiert wird, da ein bloßes Auftragen einen wesentlich schwächeren Effekt hinterlässt. Idealerweise trägt der Behandler dabei Nitrilhandschuhe. Nach einer 20-minütigen Einwirkzeit kann das Hautareal mit Wasser abgewaschen werden. Vor der Behandlung muss das Hautareal gereinigt werden. Die Anwendungshäufigkeit beträgt zwei- bis fünfmal am Tag. Positive Effekte finden sich vor allem in der warmen Akutphase des CRPS. Es kommt zu einer deutlichen Schmerzreduktion und zu einem Rückgang der neurogenen Entzündung. Eine in unserer Fürther CRPS-Ambulanz bewährte **Rezeptur** findet sich in Tab. 7.4.

50 g Dimethylsulfoxid DAC-Basiscreme ad 100 g
100 g DAC-Basicreme besteht dabei aus: • Glycerolmonostearat 4,0 g • Cetylalkohol 6,0 g • MittelkettigeTriglyceride 7,5 g • Weiße Vaseline 25,5 g • Tagat S2 (ein Emulgator) 7,0 g • Propylenglykol 10,0 g • Aqua dest. 40,0 g

Tab. 7.4: Rezeptur zur Herstellung einer 50%igen DMSO-Creme (100 g). **DAC**: Deutscher Arzneimittel Codex.

7.6. Clonidin

7.6.1. Wirkmechanismus

Clonidin ist ein **Agonist an Alpha-2-Rezeptoren** (Dogrul & Uzbay, 2004). Die Substanz wurde ursprünglich für die Behandlung der arteriellen Hypertonie zugelassen. Später zeigte sich allerdings, dass intrathekal appliziertes Clonidin auch analgetisch wirksam ist. Alpha-2-Rezeptoren befinden sich auch auf nozizeptiven Afferenzen in der Peripherie (☞ Kap. 2.). Aktivierung dieser G-Protein-gekoppelten Rezeptoren führt zur Freisetzung eines **inhibitorischen G-Proteins.** Damit werden die Adenylatzyklaseaktivität und andere *Second-messenger*-Systeme reduziert.

Potentiell ist damit Clonidin in der Lage mit den Mechanismen der peripheren Sensibilisierung (☞ Kap. 2.) zu interferieren.

7.6.2. Topisches Clonidin als Analgetikum

In einer randomisierten kontrollierten Studie untersuchten Campbell und Kollegen (Campbell et al., 2012) die Wirkung von topischem Clonidin in der **Behandlung der schmerzhaften diabetischen Neuropathie.** Dabei wurde ein 0,1%iges topisches Clonidin-Gel, welches dreimal täglich über 12 Wochen appliziert wurde, mit einem Placebo-Gel verglichen. Eine Besonderheit der Studie lag darin, dass vor der Behandlung die Integrität der peripheren C-Faser-Innervation mittels einer topischen 0,1%ige Capsaicin-Applikation getestet wurde. Dabei wurde Capsaicin prätibial für 30 Minuten appliziert und die Schmerzhaftigkeit erfasst. Am Ende der Behandlung kam es in der **Gesamtpopulation** zu keinem signifikanten Unterschied zwischen dem aktiven Arm und der Placebogruppe. In **Subgruppenanalysen** zeigte sich allerdings, dass es bei Patienten, bei denen das Capsaicin einer starken Schmerzhaftigkeit geführt hat, zu einer signifikanten Wirkung kam. Die Integrität von peripheren nozizeptiven Fasern prädizierte also die Wirkung auf topisches Clonidin. Damit ist diese Studie ist ein wichtiges Beispiel für eine Mechanismen-orientierte Therapie beim neuropathischen Schmerz.

In einer **weiteren Studie** (Kiani et al., 2015) wurde die topische Applikation von 0,1%igen Clonidin-Gel mit einer 0,75%igen Capsaicin-Crème bei der diabetischen Neuropathie verglichen. Die Studiendauer betrug 12 Wochen, die Substanzen wurden dreimal am Tag angewandt. Beide Substanzen führten zu einer deutlichen Schmerzreduktion, die Schmerzreduktion war zwischen beiden Pharmaka nicht different. Allerdings waren die Nebenwirkungen unter Clonidin deutlich geringer.

Weitere Berichte in der Literatur zeigen die Wirksamkeit bei komplex regionalem Schmerzsyndrom und orofazialen Schmerzen (Epstein et al., 1997). Auch die Prävention von neuropathischen Schmerz nach einer Mastektomie wurde beschrieben (Mohamed und Abdel-Ghaffar, 2013) sowie ein Einfluss auf sympathisch unterhaltene Schmerzen (Davis et al., 1991).

Teilweise finden sich auch Berichte in der Literatur über Kombinationen von Clonidin mit anderen topischen Substanzen, wie beispielsweise mit Ketamin, Pentoxifyllin und DMSO beim CRPS (Russo et al., 2016).

Zusammenfassend ist die topische Anwendung von Clonidin (0,1 bis 0,2%) im Einzelfall in der Hand eines erfahrenen Schmerzmediziners durchaus eine Bereicherung in der Therapie. Aktuell fehlen allerdings große randomisierte Studien, um eine klare Indikation für eine bestimmte Erkrankung auszusprechen.

Clonidin-Hydrochlorid 0,1
DAC-Basiscreme ad 100,0

Tab. 7.5: Rezeptur zur Herstellung einer 0,1%igen Clonidincreme.

7.7. Phenytoin

Phenytoin ist ein klassisches Antiepileptikum, welches Natriumkanäle blockiert, ohne dass bereits Klarheit über eine mögliche Spezifität bezüglich der Blockade schmerzmedizinisch relevanter Kanalsubtypen besteht. Während die Substanz in der systemischen Behandlung wegen eines ungünstigen Nebenwirkungsprofils und hohen Interaktionspotenzials in den Hintergrund getreten ist, wurden in den letzten Jahren erste Behandlungsversuche mit einer topischen Applikation beschrieben. Neben dem Einsatz bei Wundheilungsstörungen erfolgten kürzlich solche auch zur Analgesie. Bei Letzteren benutzte man einzeln oder in Kombination mit anderen Topika 5%ige oder 10%ige Phenytoin-haltige Cremes (Kopsky und Keppel Hesselink, 2017). In einer einfach-verblindeten Studie wurden von 21 Patienten mit lokalisiertem neuropathischem Schmerz 15 Patienten als Responder ermittelt, wobei die Schmerzlinderung durchschnittlich nach 30 Minuten einsetzte. In einer anderen Fallserie mit 70 Patienten gelang dies bereits nach durchschnittlich 15 Minuten und über eine Dauer von etwa 8 Stunden. In einer Test-Kohorte lag der Plasmaspiegel dabei unter der Nachweisgrenze bei sehr seltenen und nur lokalen Nebenwirkungen (Kopsky und Keppel Hesselink, 2018). Alle bisherigen Beobachtungen stammen aus einer Arbeitsgruppe und bedürfen noch der Verifizierung.

7.8. Besondere Applikationsorte

In einer Fallserie mit 35 Patientinnen wurde eine 80%ige Anspruchrate bei **Vulvodynie** auf topisches Gabapentin beschrieben (Boardman et al., 2008) und auch topisches Amitriptylin mit 2%igem Baclofen soll hier hilfreich sein (Nyirjesy et al., 2009).

Kasuistisch wurde auch über eine Schmerzreduktion von Amitriptylin 2,5% plus Ketamin 0,5% bei **Proktodynie** berichtet (Lehman und Sciallis, 2008) sowie für beide Substanzen in Kombination mit Gabapentin 1% rectal appliziert für **Pudendus-Neuralgie** (Zur, 2014).

Intraorale, topische Schmerzlinderungen sind belegt für Ambroxol bei **Halsschmerzen** (hierfür zugelassen).

In anderen Studien wurden **orale, neuropathische Schmerzen** mit 0,2% Clonidin topisch behandelt (Epstein et al., 1997) oder Mukositis-Schmerzen mit 5%igen Doxepin als Mundspülung (Epstein et al., 2008).

Ein besonderer Anwendungsort für Lidocain-Pumpspray ist die **intranasale Anwendung.** Hier sind Schmerzreduktionen bei Cluster-Kopfschmerz und Migräne beschrieben (Mills und Scoggin, 1997; Morgan und Jessop, 2013), was bei sonstiger Therapieresistenz trotz begrenzter Datenlage klinisch unproblematisch einen Versuch wert sein kann.

7.9. Konzentrationen und unerwünschte Wirkungen

Ein großes Problem für die Vergleichbarkeit von Wirkungen o.g. topischer Therapien ist die sehr unterschiedliche Anwendung verschiedener Konzentration. So wird Ketamin zwischen 0,5%ig und 10%ig topisch angewendet, Amitriptylin von 1% bis 5%.

Nebenwirkungen hängen natürlich von den Dosierungen und einer potentiellen, systemischen Resorption ab. So kann 10%iges Amitriptylin offenbar durchaus systemische Nebenwirkungen erzeugen (Kopsky und Hesselink, 2012). Bei Lidocain-Pflastern ist die 5%ige Anwendungsform die einzig verwendete und auch zugelassene Dosierung. Zwar wurden per Zulassung zwar die Anzahl der Pflaster und die Zeit der Anwendung begrenzt, bzgl. der erreichten Blutspiegel besteht aber eine große therapeutische Breite (☞ Kap. 5.).

Für topisches Ambroxol ist eine 20%ige Crème bisher die einzige, verwendete Dosierung. Überprüfungen anderer Dosierungen stehen aus. Zwar kann grundsätzlich eine breitflächige, anhaltende oder zu schnell wiederholte Anwendung von Lokalanästhetika systemisch belastend sein, diese Gefahr erscheint bei Ambroxol gegenüber Lidocain noch sehr viel geringer. Der hauptsächliche adressierte Kanalsubtyp Nav 1.8 hat kardial und cerebral so gut wie keine Bedeutung, weshalb auch intravenöse Gaben von Ambroxol sogar im Grammbereich toleriert werden.

7.10. Literatur

Akopian AN, Sivilotti L, Wood JN. A tetrodotoxin-resistant voltage-gated sodium channel expressed by sensory neurons. Nature 1996;379(6562):257-262.

Blair NT, Bean BP. Roles of tetrodotoxin (TTX)-sensitive Na+ current, TTX-resistant Na^+ current, and Ca^{2+} current in the action potentials of nociceptive sensory neurons. J Neurosci 2002;22(23):10277-10290.

Boardman LA, Cooper AS, Blais LR, Raker CA. Topical gabapentin in the treatment of localized and generalized vulvodynia. Obstet Gynecol 2008;112(3):579-585.

Campbell CM, Kipnes MS, Stouch BC, Brady KL, Kelly M, Schmidt WK, Campbell JN. Randomized control trial of topical clonidine for treatment of painful diabetic neuropathy. Pain 2012;153(9):1815-1823.

Cerchietti LC, Navigante AH, Bonomi MR, Zaderajko MA, Menendez PR, Pogany CE, Roth BM. Effect of topical morphine for mucositis-associated pain following concomitant chemoradiotherapy for head and neck carcinoma. Cancer 2002;95(10):2230-2236.

Crowley KL, Flores JA, Hughes CN, Iacono RP. Clinical application of ketamine ointment in the treatment of sympathetically maintained pain. Int J Pharm Compd 1998;2(2):122-127.

Davis KD, Treede RD, Raja SN, Meyer RA, Campbell JN. Topical application of clonidine relieves hyperalgesia in patients with sympathetically maintained pain. Pain 1991;47(3):309-317.

de Mey C, Peil H, Kolsch S, Bubeck J, Vix JM. Efficacy and safety of ambroxol lozenges in the treatment of acute uncomplicated sore throat. EBM-based clinical documentation. Arzneimittelforschung 2008;58(11):557-568.

Dogrul A, Uzbay IT. Topical clonidine antinociception. Pain 2004;111(3):385-391.

Epstein JB, Epstein JD, Epstein MS, Oien H, Truelove EL. Doxepin rinse for management of mucositis pain in patients with cancer: one week follow-up of topical therapy. Spec Care Dentist 2008;28(2):73-77.

Epstein JB, Grushka M, Le N. Topical clonidine for orofacial pain: a pilot study. J Orofac Pain 1997;11(4):346-352.

Finch PM, Knudsen L, Drummond PD. Reduction of allodynia in patients with complex regional pain syndrome: A double-blind placebo-controlled trial of topical ketamine. Pain 2009;146(1-2):18-25.

Gaida W, Klinder K, Arndt K, Weiser T. Ambroxol, a Nav1.8-preferring Na(+) channel blocker, effectively suppresses pain symptoms in animal models of chronic, neuropathic and inflammatory pain. Neuropharmacology 2005;49(8):1220-1227.

Hama AT, Plum AW, Sagen J. Antinociceptive effect of ambroxol in rats with neuropathic spinal cord injury pain. Pharmacol Biochem Behav 2010;97(2):249-255.

Kern KU, Schwickert M. Ambroxol for the treatment of fibromyalgia: science or fiction? J Pain Res 2017;10:1905-29.

Kern KU, Schwickert-Nieswandt M, Maihöfner C, Gaul C. Topical Ambroxol 20% for the Treatment of Classical Trigeminal Neuralgia - A New Option? Initial Clinical Case Observations. Headache. 2019;59(3):418-29.

Kern KU, Weiser T. Topical ambroxol for the treatment of neuropathic pain: A first clinical observation. Schmerz 2015;29(6):632-40.

Kern KU, Weiser T. Topical Ambroxol for the treatment of neuropathic or severe nociceptive pain - First case reports. Poster presentation No. 239, 9th Congress of the European Federation of IASP® Chapters (EFIC®) –

PAIN IN EUROPE IX, Vienna, Austria, 2-5 September, 2015.

Kiani J, Sajedi F, Nasrollahi SA, Esna-Ashari F. A randomized clinical trial of efficacy and safety of the topical clonidine and capsaicin in the treatment of painful diabetic neuropathy. J Res Med Sci 2015;20(4):359-363.

Klier KF, Papendick U. [The local anesthetic effect of NA872-containing eyedrops]. Med Monatsschr 1977; 31(12):575-578.

Kopsky DJ, Hesselink JM. High doses of topical amitriptyline in neuropathic pain: two cases and literature review. Pain Pract 2012;12(2):148-153.

Kopsky DJ, Keppel Hesselink JM. Phenytoin in topical formulations augments pain reduction of other topically applied analgesics in the treatment of trigeminal neuralgia. J Clin Anesth 2017;38:154-5.

Kopsky DJ, Keppel Hesselink JM. Topical phenytoin for the treatment of neuropathic pain. J Pain Research 2017; 10:469-73.

Kopsky DJ, Keppel Hesselink JM. Single-Blind Placebo-Controlled Response Test with Phenytoin 10% Cream in Neuropathic Pain Patients. Pharmaceuticals (Basel) 2018;11(4):122.

Kopsky DJ, Keppel Hesselink JM. Phenytoin Cream for the Treatment for Neuropathic Pain: Case Series. Pharmaceuticals (Basel) 2018;11(2):53.

LeBon B, Zeppetella G, Higginson IJ. Effectiveness of topical administration of opioids in palliative care: a systematic review. J Pain Symptom Manage 2009;37(5):913-917.

Leffler A, Reckzeh J, Nau C. Block of sensory neuronal Na+ channels by the secreolytic ambroxol is associated with an interaction with local anesthetic binding sites. Eur J Pharmacol 2010;630(1-3):19-28.

Lehman JS, Sciallis GF. Effective use of topical amitriptyline hydrochloride 2.5% and ketamine hydrochloride 0.5% for analgesia in refractory proctodynia. J Drugs Dermatol 2008;7(9):887-889.

Lynch ME, Clark AJ, Sawynok J. A pilot study examining topical amitriptyline, ketamine, and a combination of both in the treatment of neuropathic pain. Clin J Pain 2003;19(5):323-328.

Lynch ME, Clark AJ, Sawynok J, Sullivan MJ. Topical 2% amitriptyline and 1% ketamine in neuropathic pain syndromes: a randomized, double-blind, placebo-controlled trial. Anesthesiology 2005;103(1):140-146.

Maihöfner C. Komplex Regionale Schmerzsyndrome: eine aktuelle Übersicht. Schmerz 2014;28(3):319-336.

Maihöfner C, Schneider S, Bialas P, Gockel H, Beer KG, Bartels M, et al. Successful treatment of complex regional pain syndrome with topical ambroxol: a case series. Pain Manag 2018;8(6):427-36.

McCleane G. Topical application of doxepin hydrochloride, capsaicin and a combination of both produces analgesia in chronic human neuropathic pain: a randomized, double-blind, placebo-controlled study. Br J Clin Pharmacol 2000;49(6):574-579.

Mills TM, Scoggin JA. Intranasal lidocaine for migraine and cluster headaches. Ann Pharmacother 1997;31(7-8):914-915.

Mohamed SA, Abdel-Ghaffar HS. Effect of the addition of clonidine to locally administered bupivacaine on acute and chronic postmastectomy pain. J Clin Anesth 2013;25(1):20-27.

Moon JY, Song S, Yoon SY, Roh DH, Kang SY, Park JH, Lee JH. The differential effect of intrathecal Nav1.8 blockers on the induction and maintenance of capsaicin- and peripheral ischemia-induced mechanical allodynia and thermal hyperalgesia. Anesth Analg 2012;114(1):2 15-223.

Morgan A, Jessop V. Best BETs from the Manchester Royal Infirmary. BET 2: should intranasal lidocaine be used in patients with acute cluster headache? Emerg Med J 2013;30(9):769-770.

Nyirjesy P, Lev-Sagie A, Mathew L, Culhane J. Topical amitriptyline-baclofen cream for the treatment of provoked vestibulodynia. J Lower Genital Tract Dis 2009; 13(4):230-236.

Perez RS, Zuurmond WW, Bezemer PD, Kuik DJ, van Loenen AC, de Lange JJ, Zuidhof AJ. The treatment of complex regional pain syndrome type I with free radical scavengers: a randomized controlled study. Pain 2003; 102(3):297-307.

Renganathan M, Cummins TR, Waxman SG. Contribution of Na(v)1.8 sodium channels to action potential electrogenesis in DRG neurons. J Neurophysiol 2001; 86(2):629-640.

Rukwied R, Watkinson A, McGlone F, Dvorak M. Cannabinoid agonists attenuate capsaicin-induced responses in human skin. Pain 2003;102(3):283-288.

Russo MA, Santarelli DM. A Novel Compound Analgesic Cream (Ketamine, Pentoxifylline, Clonidine, DMSO) for Complex Regional Pain Syndrome Patients. Pain Pract 2016;16:E14-20.

Sawynok J. Topical analgesics for neuropathic pain: preclinical exploration, clinical validation, future development. Eur J Pain 2014a;18(4):465-481.

Sawynok J. Topical and peripheral ketamine as an analgesic. Anesth Analg 2014;119(1):170-178.

Sawynok J, Esser MJ, Reid AR. Antidepressants as analgesics: an overview of central and peripheral mechanisms of action. J Psychiatry Neurosci 2001;26(1):21-29.

Ushida T, Tani T, Kanbara T, Zinchuk VS, Kawasaki M, Yamamoto H. Analgesic effects of ketamine ointment in patients with complex regional pain syndrome type 1. Reg Anesth Pain Med 2002;27(5):524-528.

Weiser T. Comparison of the effects of four Na+ channel analgesics on TTX-resistant Na+ currents in rat sensory neurons and recombinant Nav1.2 channels. Neurosci Lett 2006;395(3):179-184.

Weiser T. Nav1.8 channel blockade as an approach to the treatment of neuropathic pain. Drugs Fut 2006;31(7): 597-601.

Wood RM. Ketamine for pain in hospice patients. Int J Pharm Compd 2000;4(4):253-254.

Xu DH, Cullen BD, Tang M, Fang Y. The Effectiveness of Topical Cannabidiol Oil in Symptomatic Relief of Peripheral Neuropathy of the Lower Extremities. Curr Pharm Biotechnol 2020;21(5):390-402.

Zhang ZQ, Wu QQ, Huang XM, Lu H. Prevention of respiratory distress syndrome in preterm infants by antenatal ambroxol: a meta-analysis of randomized controlled trials. Am J Perinatol 2013;30(7):529-536.

Zimmermann K, Leffler A, Babes A, Cendan CM, Carr RW, Kobayashi J, Reeh PW. Sensory neuron sodium channel Nav1.8 is essential for pain at low temperatures. Nature 2007;447(7146):855-858.

Zur E. Topical treatment of neuropathic pain using compounded medications. Clin J Pain 2014;30(1):73-91.

Zuurmond WW, Langendijk PN, Bezemer PD, Brink HE, de Lange JJ, van loenen AC. Treatment of acute reflex sympathetic dystrophy with DMSO 50% in a fatty cream. Acta Anaesthesiol Scand 1996;40(3):364-367.

Zwissler B. Pharmakotherapie bei akutem Lungenversagen. J Anaesth Intensivbehandl 2002;9(1):59-67.

8. Einbettung der topischen Lokaltherapie in Behandlungsalgorithmen

8.1. Behandlungsalgorithmen bei neuropathischem Schmerz

In den letzten Jahren sind mehrere Metaanalysen und Empfehlungen zur Behandlung neuropathischer Schmerzen erstellt worden. Die aktuellste Version ist diejenige der NeuPSIG, der Arbeitsgruppe (*Special Interest Group*, SIG) für neuropathischen Schmerz (*neuropathic pain*, NeuP) der *International Association for the Study of PAIN* (IASP) (Finnerup et al., 2015). Diese Metaanalyse wurde nach den aktuellen Qualitätsstandards erstellt und bietet eine wertvolle Zusammenstellung aller Daten aus randomisierten kontrollierten Studien von 1966 bis Januar 2014. Es werden aus den Daten auch Empfehlungen abgleitet. Diese beziehen sich jedoch ganz überwiegend darauf, welches Medikament als erste, zweite oder dritte Wahl angesehen wird, und nicht darauf, bei welcher Erkrankung man wie vorgeht (Sommer, 2015). Auch wird kein Algorithmus vorgeschlagen, wie z.B. bei Versagen einer der Therapien der ersten Wahl weiter behandelt werden soll, oder welches der Medikamente der ersten Wahl in einer bestimmten Konstellation zu bevorzugen sei. Die in die Analyse eingeschlossenen topischen Therapien (☞ Kap. 4.-6.) werden als Verfahren der zweiten bzw. dritten Wahl klassifiziert, ohne dass ihr Stellenwert in der praktischen Anwendung genauer eingeordnet wird.

Explizite Algorithmen zur Behandlung neuropathischer Schmerzen sind nur von wenigen Autoren erstellt worden. Das Problem ist, dass es keine evidenzbasierten Daten hierzu gibt, so dass die Algorithmen aus einer Mischung von allgemeiner Evidenz bezüglich Wirksamkeit eines Medikaments und Expertenmeinung bestehen. Ein solcher Algorithmus wurde 2005 veröffentlicht (Finnerup et al., 2005) (☞ Abb. 8.1).

Zu diesem Zeitpunkt waren von den topischen Therapien nur Daten zu Lidocain und zu niedrig konzentrierter Capsaicin-Salbe verfügbar. Ähnliches gilt für einen 2004 erstellten Algorithmus aus Kanada, der 2009 aktualisiert wurde (Namaka et al., 2009). Casale und Mattia entwickelten 2014

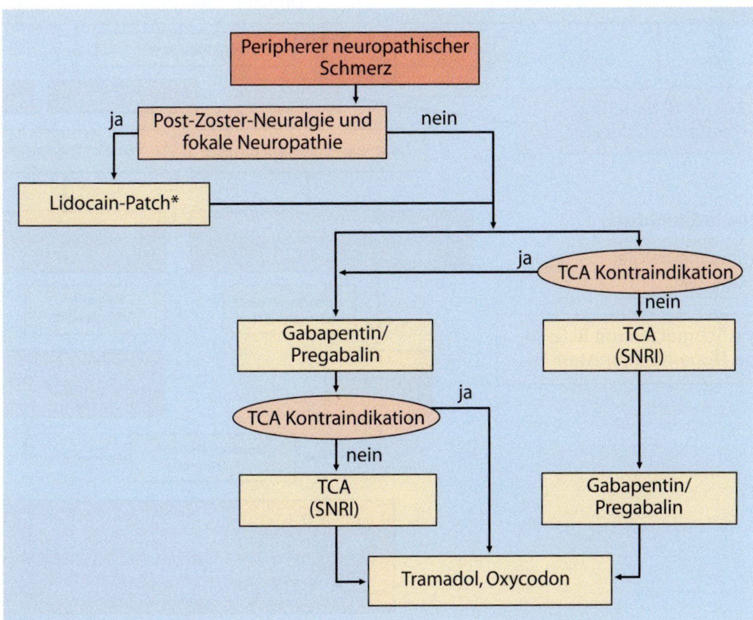

Abb. 8.1: Vorschlag eines Algorithmus zur Behandlung neuropathischer Schmerzen nach im Jahr 2005 verfügbaren Daten. Modifiziert nach Finnerup et al., 2005.

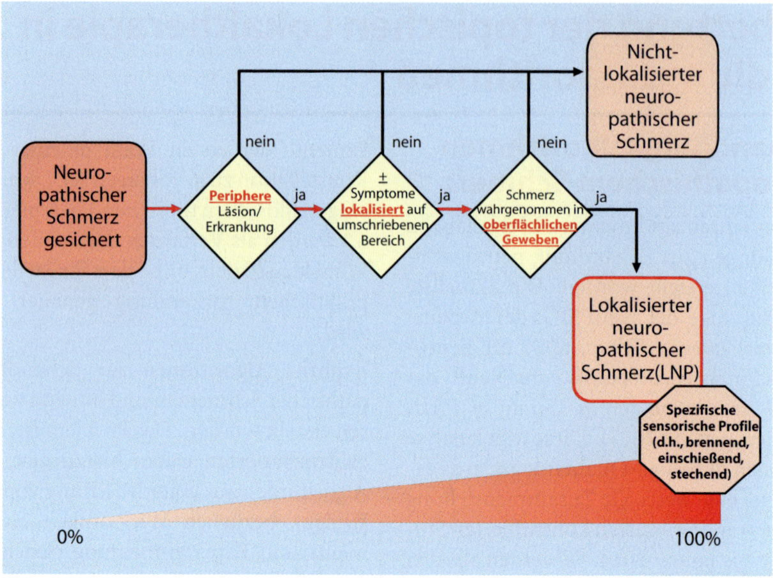

Abb. 8.2: Vorschlag eines Algorithmus zur Diagnostik von fokalen neuropathischen Schmerzen. Modifiziert nach Casale et al., 2014.

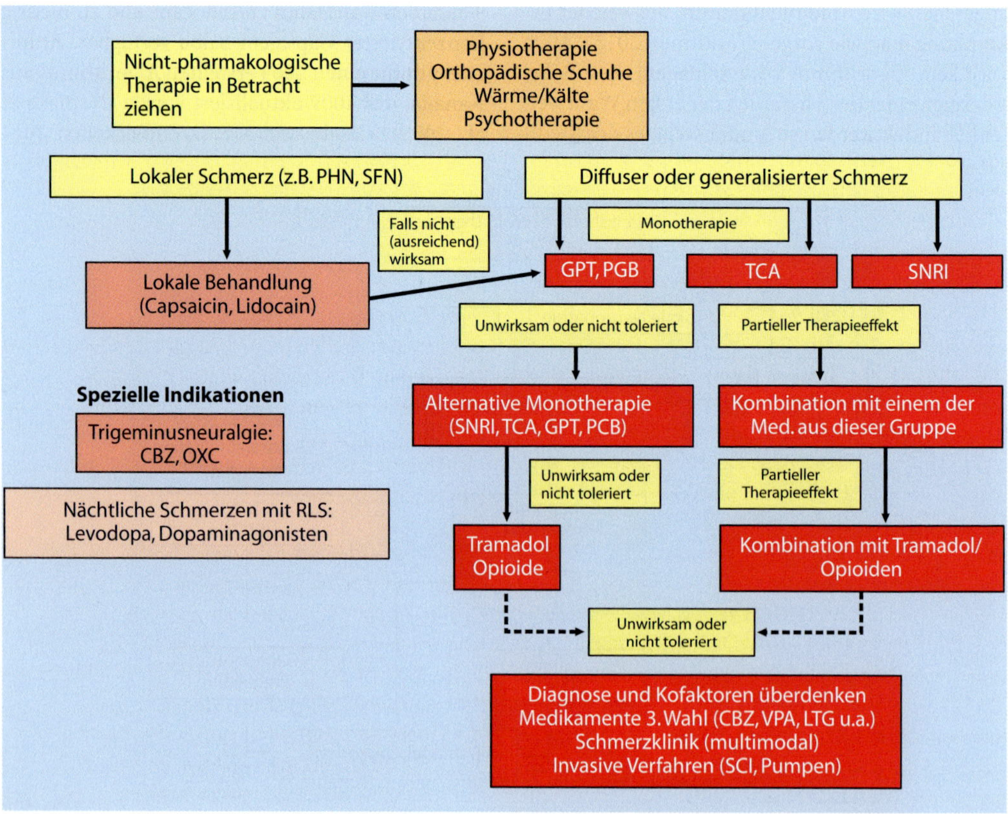

Abb. 8.3: Vorschlag eines Algorithmus zur Therapie neuropathischer Schmerzen. Aus: Sommer, 2012.

einen Algorithmus, um fokale neuropathische Schmerzen zu diagnostizieren (☞ Abb. 8.2).

Hieraus schlossen die Autoren, dass bei fokalen neuropathischen Schmerzen ein topisches Therapieverfahren, in diesem Fall 5% Lidocain, ein Mittel der ersten Wahl sein sollte (Casale et al., 2014). Sommer et al. beschreiben einen Algorithmus, bei dem frühzeitig nach fokalen und generalisierten neuropathischen Schmerzen getrennt wird, und wobei fokale Schmerzen primär topisch behandelt werden (Sommer, 2012) (☞ Abb. 8.3). Bei mangelndem Ansprechen sollte dann mit einem systemisch wirksamen Medikament kombiniert werden. Bates et al. entwickelten einen 6-stufigen Behandlungs-Algorithmus, bei dem topische Therapien neben trizyklischen Antidepressiva, Serotonin-Noradrenalin-Wiederaufnahmehemmern und Gabapentin/Pregabalin als Mittel der ersten Wahl genannt werden (Bates, 2019).

8.2. Einbettung der topischen Strategien in die Behandlungsalgorithmen

8.2.1. Topische Lokaltherapie als Verfahren der ersten Wahl

Die heute verfügbaren systemisch wirksamen Medikamente zur Behandlung neuropathischer Schmerzen gehen bei vielen Patienten mit unerwünschten Wirkungen einher (☞ auch Kap. 1.). So liegen für die in vielen Studien untersuchten Medikamente Pregabalin und Duloxetin ausführliche Analysen der unerwünschten Wirkungen vor (Brunton et al., 2010; Kanbayashi et al., 2014). Zum Beispiel führt Duloxetin bei bis zu 25% der Patienten an den ersten Einnahmetagen zu Übelkeit (Brunton et al., 2010). Die häufigsten Nebenwirkungen von Pregabalin sind Schwindel, Müdigkeit, Ödeme und Gewichtszunahme (Kanbayashi et al., 2014). Eine große retrospektive Analyse konnte zeigten, dass unter einem 5%igem Lidocain-Pflaster im Vergleich zu Pregabalin, Gabapentin, Amitriptylin und Duloxetin signifikant weniger Nebenwirkungen auftreten (Katz et al., 2017). Sowohl bei jüngeren berufstätigen Patienten als auch bei älteren Menschen mit Komorbiditäten können die Nebenwirkungen systemisch wirksamer Medikamente – trotz guter Wirkung des Medikaments auf die Schmerzen – zu Nichtverträglichkeit und Absetzen des Medikaments führen. Insbesondere bei älteren Patienten sollten Medikamente mit möglichst geringem Interaktionspotential, Monotherapien und topische Therapien bevorzugt werden. Allerdings gibt es nur wenige Daten zur topischen Therapie neuropathischer Schmerzen bei älteren Menschen (Pickering et al., 2016). Es erscheint sinnvoll, bei fokalen neuropathischen Schmerzen zunächst eine topische Therapie anzubieten. Welche der verfügbaren topischen Verfahren jeweils Mittel der ersten Wahl ist, hängt von Indikation und Patientenbesonderheiten ab. Dies wird für einzelne Substanzen in den jeweiligen Kapiteln dieses Buches näher erläutert (☞ Kap. 4.-7.).

Das 8%ige Capsaicin-Pflaster Qutenza® (☞ Kap. 4.) ist für periphere neuropathische Schmerzen zugelassen. Somit ist hier eine Anwendung als Monotherapie und primäre Therapie bei allen fokalen neuropathischen Schmerzen möglich, bei denen das Schmerzareal nicht die vorgeschriebene Größe überschreitet, die sich durch die Maximalanzahl von 4 Pflastern mit einer Größe von jeweils 280 cm² ergibt. Hier ist jedoch die ärztliche Einschätzung gefragt, ob bei Behandlung mit Maximalanzahl eine Monotherapie noch sinnvoll ist. Sehr gut als Monotherapie verwendbar ist Qutenza®, wenn das schmerzhafte Areal mit einem Pflaster abgedeckt werden kann, z.B. bei umschriebenen Nervenendastverletzungen (N. infrapatellaris am Knie, N. suralis nach Biopsie) oder bei Brennschmerzen der Fußsohle im Rahmen einer *Small-fiber*-Neuropathie (Üçeyler und Sommer, 2014). Die in vielen Fällen lange Wirksamkeit von bis zu drei Monaten nach einmaliger Applikation ist für viele Patienten eine deutliche Entlastung, einerseits bezüglich der Schmerzlinderung, andererseits, weil es sie von der regelmäßigen Einnahme von Analgetika befreit.

Das 5%ige Lidocain-Pflaster Versatis® (☞ Kap. 5.) ist für die postherpetische Neuralgie zugelassen. Durch den 12h-Benutzungs-/12h-pflasterfrei-Rhythmus ergibt sich, dass diese Option geeignet ist bei Patienten, die entweder in der Nacht besonders schmerzgeplagt sind, oder die tagsüber unter Allodynie hervorgerufen durch die Kleidung leiden. Für Patienten mit tagsüber und nachts gleich starken Schmerzen ist dieses Verfahren weniger geeignet, hier ist ggf. eine Kombinationstherapie erforderlich.

Die bisher erste Studie zum Vergleich einer topischen Therapie mit einer oralen Behandlungsform der ersten Wahl für neuropathische Schmerzen verglich Qutenza® mit bis zur optimalen Dosis titriertem Pregabalin (Haanpää et al., 2015). Es wurden 559 erwachsene Patienten mit peripheren neuropathischen Schmerzen eingeschlossen. Das Ziel einer mindestens 30%igen Schmerzreduktion wurde bei 55,7% der Patienten in der Capsaicin-Gruppe und 54,5% in der Pregabalin-Gruppe erreicht. Somit war Qutenza® der Standardtherapie nicht unterlegen. Der Wirkungseintritt des Pflasters war allerdings mit 7,5 Tagen gegenüber der systemischen Pregabalin-Behandlung mit 36 Tagen deutlich rascher (☞ Kap. 4.). Auch brachen weniger Patienten mit Qutenza® die Studie ab als mit Pregabalin. Daneben existiert eine Studie an 311 Patienten mit postherpetischer Neuralgie oder schmerzhafter diabetischer Neuropathie, bei der 5%iges Lidocain-Pflaster mit Pregabalin verglichen wurde (Baron et al., 2009). Eine Nicht-Unterlegenheit von Lidocain konnte in dieser Studie jedoch nicht gezeigt werden. Eine Subgruppenanalyse an Patienten mit postherpetischer Neuralgie ergab jedoch ein besseres Ansprechen in der Lidocain- als in der Pregabalin-Gruppe. Zudem traten in der Lidocain-Gruppe weniger Nebenwirkungen auf.

Neben Lidocain und Capsaicin könnte in Zukunft eventuell auch Cannabidiol-Öl eine Rolle bei der topischen Lokaltherapie neuropathischer Schmerzen spielen. Bei einer kleinen Studie an 29 Patienten konnte topisch angewendetes Cannabidiol-Öl im Vergleich zu Placebo eine signifikante Schmerzreduktion erzielen (Xu et al., 2019). Weitere Studien hierzu stehen jedoch noch aus.

8.2.2. Topische Lokaltherapie in der Kombinationstherapie

Nachdem über viele Jahre der Mangel an Daten zur Kombinationstherapie bei neuropathischen Schmerzen beklagt wurde, gibt es nun etliche Studien, die die Kombination verschiedener Medikamente zur Behandlung neuropathischer Schmerzen vergleichen. Dies hat sogar zu einem Cochrane Review von 2012 und aktuellen Metaanalysen zu diesem Thema geführt (siehe z.B. Eisenberg und Suzan, 2014). Die meisten Autoren sind der Meinung, dass Kombinationstherapien oraler Medikamente bei neuropathischen Schmerzen sinnvoll sind, um verschiedene Wirkmechanismen zu nutzen und bei niedrigerer Dosis des einzelnen Medikaments die Nebenwirkungsrate zu senken. Allerdings zeigen die Studien nicht konstant die Überlegenheit der Kombinationstherapie, oft werden die gewünschten Dosen der Einzelmedikamente nicht erreicht, auch können sich Nebenwirkungen addieren. Im Therapiealgorithmus von Bates et al. werden Kombinationstherapien als 2. Wahl bei unzureichender Monotherapie mit trizyklischen Antidepressiva, Serotonin-Noradrenalin-Wiederaufnahmehemmern, Gabapentin/Pregabalin und topischen Therapien (5%iges Lidocain- oder 8%iges Capsaicin-Pflaster) empfohlen (Bates et al., 2019).

Die naheliegende Kombination eines topischen mit einem systemischen Medikaments zur Behandlung neuropathischer Schmerzen ist nur in wenigen Fällen kontrolliert untersucht worden. In einer offenen Studie wurde das 5%-Lidocain-Pflaster mit oralem Pregabalin kombiniert. Hier erreichten die Patienten, die auf die Monotherapie unzureichend respondierten, mit der Kombination eine verbesserte Wirkung (Rehm et al., 2010). Bei den Zulassungsstudien für das 8%ige Capsaicin-Pflaster war eine begleitende orale Schmerztherapie erlaubt. So konnte in einer Post-hoc-Analyse untersucht werden, ob Patienten mit dem Capsaicin-Pflaster als Monotherapie oder als Kombinationstherapie mehr profitierten. Hier stellte sich heraus, dass die Schmerzlinderung durch das Capsaicin-Pflaster bei Patienten ohne zusätzliche systemische Schmerztherapie besser war. Allerdings erreichten beide Patientengruppen eine signifikante und klinisch relevante zusätzliche Schmerzlinderung durch das hochdosierte Capsaicin (Irving et al., 2012). Insgesamt sind zur Frage der Wirksamkeit von topischen mit systemischen Medikamenten, und insbesondere deren Kombination, zur Behandlung neuropathischer Schmerzen aber weiterhin kontrollierte Studien erforderlich (Holbech et al., 2017).

8.3. Schlussfolgerungen für die klinische Praxis

Bei Patienten mit **fokalen neuropathischen Schmerzen** ist der primäre Einsatz topischer Therapieformen gerechtfertigt und sinnvoll. Hier sollte nach der Indikation vorgegangen werden, so dass bei postherpetischer Neuralgie sowohl Versatis® als auch Qutenza® in Frage kommen, bei anderen peripher bedingten neuropathischen Schmerzen insbesondere Qutenza®. Bezüglich der in Kap. 6. und 7. genannten Substanzen müssen teilweise erst noch weitere Studien zeigen, wie sich diese bezüglich Effektivität und Sicherheit bewähren. Einige Substanzen sind aber, wie in den einzelnen Kapiteln erläutert, bereits heute in der Hand eines erfahrenen Schmerzmediziners in Einzelfällen sinnvoll anwendbar.

Bei Patienten mit **fokalen neuropathischen Schmerzen, die bereits eine systemische Schmerztherapie erhalten** und von einem unzureichenden Effekt berichten, können die topischen Verfahren additiv verwendet werden. Wenn im Einzelfall die topische Therapie einen sehr guten Effekt erzielt, kann die systemische Behandlung reduziert und ggf. abgesetzt werden.

Bei Patienten mit **ausgedehnten distal symmetrischen oder anders lokalisierten neuropathischen Schmerzen großer Ausdehnung** ist primär eine systemische Therapie indiziert. Allerdings kann auch in solchen Fällen die topische Behandlung eines besonders beeinträchtigenden Schmerzorts additiv angewendet werden.

8.4. Literatur

Bates D, Schultheis BC, Hanes MC, et al. A Comprehensive Algorithm for Management of Neuropathic Pain. Pain Med 2019;20(Suppl 1):S2-S12.

Baron R, Mayoral V, Leijon G, Binder A, Steigerwald I, Serpell M. 5% lidocaine medicated plaster versus pregabalin in post-herpetic neuralgia and diabetic polyneuropathy: an open-label, non-inferiority two-stage RCT study. Curr Med Res Opin 2009;25:1663-1676.

Brunton S, Wang F, Edwards SB, Crucitti AS, Ossanna MJ, Walker DJ, Robinson MJ. Profile of adverse events with duloxetine treatment: a pooled analysis of placebo-controlled studies. Drug Saf 2010;33:393-407.

Casale R, Mattia C. Building a diagnostic algorithm on localized neuropathic pain (LNP) and targeted topical treatment: focus on 5% lidocaine-medicated plaster. Ther Clin Risk Manag 2014;10:259-68.

Eisenberg E, Suzan E. Drug combinations in the treatment of neuropathic pain. Curr Pain Headache Rep 2014;18:463.

Finnerup NB, Attal N, Haroutounian S, McNicol E, Baron R, Dworkin RH, Gilron I, Haanpaa M, Hansson P, Jensen TS, Kamerman PR, Lund K, Moore A, Raja SN, Rice AS, Rowbotham M, Sena E, Siddall P, Smith BH, Wallace M. Pharmacotherapy for neuropathic pain in adults: a systematic review and meta-analysis. Lancet Neurol 2015;14:162-73.

Finnerup NB, Otto M, McQuay HJ, Jensen TS, Sindrup SH. Algorithm for neuropathic pain treatment: an evidence based proposal. Pain 2005;118:289-305.

Haanpää M, Cruccu G, Nurmikko TJ, McBride WT, Docu Axelarad A, Bosilkov A, Chambers C, Ernault E, Abdulahad AK. Capsaicin 8 % patch versus oral pregabalin in patients with peripheral neuropathic pain. Eur J Pain 2016;20(2):316-28.

Holbech JV, Jung A, Jonsson T, Wanning M, Bredahl C, Bach FW. Combination treatment of neuropathic pain: Danish expert recommendations based on a Delphi process. J Pain Res 2017;10:1467-1475.

Irving G, Backonja M, Rauck R, Webster LR, Tobias JK, Vanhove GF. NGX-4010, a capsaicin 8% dermal patch, administered alone or in combination with systemic neuropathic pain medications, reduces pain in patients with postherpetic neuralgia. Clin J Pain 2012;28:101-7.

Kanbayashi Y, Onishi K, Hosokawa T. Factors predicting adverse events associated with pregabalin administered for neuropathic pain relief. Pain Res Manag 2014;19: e164-7.

Katz P, Pegoraro V, Liedgens H. Characteristics, resource utilization and safety profile of patients prescribed with neuropathic pain treatments: a real-world evidence study on general practices in Europe - the role of the lidocaine 5% medicated plaster. Curr Med Res Opin 2017; 33:1481-1489.

Namaka M, Leong C, Grossberndt A, Klowak M, Turcotte D, Esfahani F, Gomori A, Intrater H. A treatment algorithm for neuropathic pain: an update. Consult Pharm 2009;24:885-902.

Pickering G, Marcoux M, Chapiro S, et al. An Algorithm for Neuropathic Pain Management in Older People. Drugs Aging 2016;33:575-583.

Rehm S, Binder A, Baron R. Post-herpetic neuralgia: 5% lidocaine medicated plaster, pregabalin, or a combination of both? A randomized, open, clinical effectiveness study. Curr Med Res Opin 2010;26:1607-19.

Sommer C (Hrsg.). Therapie neuropathischer Schmerzsyndrome. 4 Auflage. Bremen: UNI-MED Verlag 2012.

Sommer C. Peripheral neuropathies: new recommendations for neuropathic pain pharmacotherapy. Nat Rev Neurol 2015;11:250-2.

Üçeyler N, Sommer C. High-Dose Capsaicin for the Treatment of neuropathic pain: What we know and what we need to know. Pain Ther 2014;3:73-84

Xu DH, Cullen BD, Tang M, Fang Y. The Effectiveness of Topical Cannabidiol Oil in Symptomatic Relief of Peripheral Neuropathy of the Lower Extremities. Curr Pharm Biotechnol 2020;21:390-402.

Index

Q

R

S

T

V

W

Z